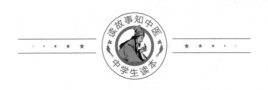

中医锻炼法超简单

U0335378

主 编 张 明 郭艳幸

编 委 （以姓氏笔画为序）

王伟明 付中原 刘富林 李伟伟 吴 节

汪栋材 陆 敏 林晓洁 闻新丽 凌江红

黄金元 董 波 潘跃红

中国中医药出版社

·北 京·

图书在版编目（CIP）数据

中医锻炼法超简单 / 张明，郭艳幸主编 .—北京：中国中医药出版社，2018.1

（读故事知中医·中学生读本）

ISBN 978 – 7 – 5132 – 4544 – 9

Ⅰ .①中… Ⅱ .①张…②郭… Ⅲ .①养生（中医）–青少年读物 Ⅳ .① R212–49

中国版本图书馆 CIP 数据核字（2017）第 250923 号

中国中医药出版社出版

北京市朝阳区北三环东路 28 号易亨大厦 16 层

邮政编码　100013

传真　010-64405750

河北仁润印刷有限公司印刷

各地新华书店经销

开本　880×1230　1/32　印张 6.5　字数 94 千字

2018 年 1 月第 1 版　2018 年 1 月第 1 次印刷

书号　ISBN 978 – 7 – 5132 – 4544 – 9

定价　26.00 元

网址　www.cptcm.com

社 长 热 线　010-64405720

购 书 热 线　010-89535836

维 权 打 假　010-64405753

微信服务号　**zgzyycbs**

微商城网址　**https://kdt.im/LIdUGr**

官方微博　**http://e.weibo.com/cptcm**

天猫旗舰店网址　**https://zgzyycbs.tmall.com**

《读故事知中医·中学生读本》
丛书编委会

吴天敏　吴若飞　吴素玲　邱建文　何光宏
何渝煦　余　茜　余尚贞　谷井文　汪栋材
沈红权　迟莉丽　张　红　张　明　张　晋
张文安　张立祥　张若平　张松兴　张树峰
张晓天　张晓阳　张冀东　陆　敏　陈　洪
陈　燕　陈运中　陈其华　陈实成　陈筱云
武　忠　范　恒　范慧敏　林晓洁　林嬿钊
欧江琴　周大勇　郑　心　练建红　项凤梅
赵　红　赵红兵　胡　真　柳　静　闻新丽
姜丽娟　姜劲挺　袁　斌　贾　杨　贾军峰
贾跃进　顾军花　倪京丽　徐　红　凌江红
高昌杰　郭　红　郭　健　郭文海　郭艳幸
郭海英　郭蓉娟　黄　谷　黄　彬　黄飞华
黄金元　曹　森　龚少愚　崔　瑛　麻春杰
商洪涛　梁永林　梁兴伦　彭　进　彭　锐
彭玉清　董　波　董健强　蒋茂剑　韩　平
韩春勇　韩冠先　谢　胜　谢沛霖　熊振芳
樊东升　德格吉日呼　潘跃红　霍莉莉
戴淑青　魏一苇　魏孟玲　魏联杰

前　言

中医药是我国宝贵的文化遗产，是打开中华文明宝库的金钥匙。它既是致力于防病治病的医学科学，又是充分体现中国传统人文哲学思想的文化瑰宝。中医药的两大特色是整体观念和辨证论治，强调天人合一，形神合一，藏象合一，其所提出的"治未病"等防病治病的理念更是越来越受到国内外的重视。进一步传承、保护、弘扬和发展中医药，使更多当代学生了解、认可和传播中医药，使中医药随着时代发展永葆生机。这不仅对于中华文化的传承、繁荣以及中华民族的伟大复兴具有极为重要的意义，更是我们每一位中医人的责任。

身心健康和体魄强健是青少年成长学习，实现梦想，以及为祖国和人民服务的基本前提。青少年拥有健康的体魄，民族就有兴旺的源泉，国家发展就有强盛的根基。但是，目前学校、社会对于学生的健康教育和思想教育的重视程度还有待进一步提高。中医药作为中国传统文化的重要载体，对于传授医药健康知识、提升青少年传统文化素养等具有重要的意义。然而，值得指出的是，由于社会环境观念的转变，当代青少年接触中国传统医药学较少，对中医药文化知识缺乏了解，甚至由于目前市场上出现的一些良莠不齐的中医药宣传读物而导致他们对中国传统医学产生误解。正是在这样的背景下，我们编纂《读故事知中医·中学生读本》系列丛书，希望能使更多的青少年了解中医药，喜爱中医药，传承中医药，传播中医药，同时通过学习这些中医药小知识提高自己对于健康和疾病的认识，进一步强壮青少年一代的身体素质。

本系列丛书立足于向青少年传播中医药知识和文化，通过生动讲述一篇篇精挑细选的中医古文经典，追随古代医家的行医历程，能够让青少年感受华佗、张仲景等名家大医救死扶伤、拯济天下苍生的医德精神；通过细致讲述一则则关于中草药的美丽传说，介绍各地盛产的道地中药，能够让青少年领略祖国山河的富饶辽阔和中药的多姿多彩；通过深入浅出地介绍一个个常见疾病，分析如何运用中医药治疗感冒、发烧、青春痘、肥胖症等，能够让青少年对中医有系统的了解，掌握一些防治疾病的中医药基础知识。

愿本丛书能帮助诸位同学丰富阅历，开阔眼界，健康身心，茁壮成长！能帮助中医学走进校园，走近青少年，走入千家万户！

何清湖

2017 年 9 月 1 日

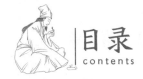

目录
contents

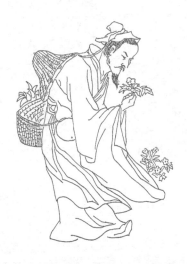

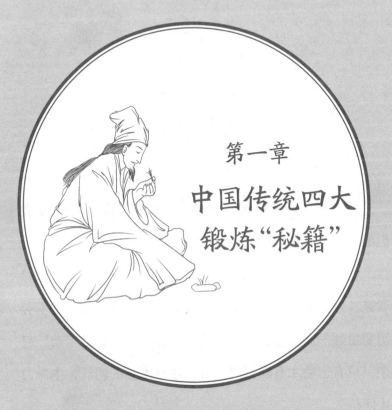

第一章

中国传统四大
锻炼"秘籍"

　　青少年当有一副好身体，方能指点江山、激扬文字！在古代，有几套非常系统的锻炼方法流传至今，比如八段锦、五禽戏，还有被武侠小说家描绘得神乎其技的、一学就能无敌于天下的少林易筋经、武当太极拳。其实，它们并不神秘，虽然没有学成后雄霸天下的可能，但是用它们进行系统的锻炼，强身健体却是实实在在的。本篇，给同学们讲一讲中国传统四大锻炼"秘籍"，是不是迫不及待了？一睹为快吧！

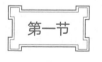

八段锦

　　西方有一条健康箴言，叫"生命在于运动"，其实我们的古代圣贤很早就认识到了这个道理。

　　《吕氏春秋》上记载："流水不腐，户枢不蠹。"意思就是，经常流动的水不会腐烂发臭，经常转动的门轴不会遭受虫蛀。而人体若要保持健康也要经常让自己"动"起来，只有运动才有旺盛的活力，才有蓬勃的朝气，生命力才能持久。

　　所以古人非常重视锻炼，而八段锦就是这种理念践行后的成果结晶。八段锦是古代一套体系完整的锻炼功法，相当于同学们课间做的广播体操。因为动作优美，犹如绸缎，只有八个动作及八句口诀，故名"八段锦"。

　　相传八段锦是岳飞创制的，还有传说是道教八仙中的钟离权创造，虽然老百姓各执一词，但也从侧面反映了八段锦为大家所熟知的程度。明代朱元璋的第十七个孩子朱权，因好养生之术，还特意把八段锦功法编成歌谣，边唱边做，便于记诵，所以一直流传至今，而且还传播到了朝鲜、日本等国。

八段锦在长期发展过程中，又分为武八段与文八段两种。简单来说，武八段练的是"动功"，多为马步式或站式；而文八段练的是"静功"，适合四肢活动不灵的老年人及体弱久病之人。

对于年轻活泼的同学们来说，武八段再适宜不过了，课间的时候练习一下，可以振奋精神，大大提高接下来的学习效率，而且八段锦的每个动作都有针对性的保健功效，下面就具体看看"八段锦"每段动作的锻炼方法和功效吧。

1. 双手托天理三焦

自然站立，两足平开与肩同宽，含胸收腹，腰脊放松。正头平视，口齿轻闭，宁神调息，气沉丹田。双手自体侧缓缓举至头顶，转掌心向上，用力向上托举，足跟亦

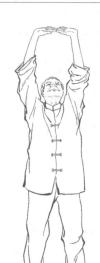

随双手托举而起。托举六次后，双手转掌心朝下，沿体前缓缓按至小腹，还原。

人体三焦主司疏布元气和流行水液，此动作通过拔伸腰背、提拉胸腹，可以促使全身上下的气机流通，水液布散，从而使周身都得到元气和津液的滋养，经常练习对睡醒后眼袋、脸部水肿有较好的疗效。

2. 左右开弓似射雕

自然站立，左脚向左侧横开一步，身体下蹲成骑马步，双手虚握于两髋之外侧，随后自胸前向上划弧提于与乳平高处。右手向右拉至与右乳平高，与乳距约两拳许，意如拉紧弓弦，开弓如满月；左手捏箭姿势，向左侧伸出，顺势转头向左，视线通过左手食指凝视远方，意如弓箭在手，俟机而射。稍作停顿后，随即将身体立起，顺势将两手向下划弧收回胸前，并同时收回左腿，还原成自然站立。此为左式，右式反之。左右调换练习六次。

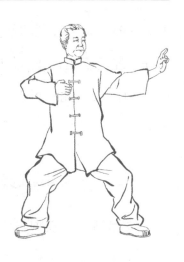

我们知道脑力活动需要大量氧气，如果氧气供给不足就会头晕眼花。这一式可以抒发胸气，消除胸闷，增强肺活量，同时还能消除久坐引起的肩背部疲劳感，使精力充沛。

3. 调理脾胃需单举

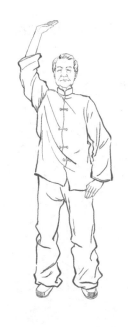

自然站立，左手沿左胸前缓缓上举，翻转掌心向上，并向左外方用力举托，同时右手下按呼应。举按数次后，左手沿体前缓缓下落，然后翻左掌缓缓放下，右手上提迎接左手，还原成预备式。随后，按刚才相同的动作，以右手上举再做一次。需要注意的是，翻转手心上举和下按时两掌要放平，指尖摆正，并充分拉伸两肩。

中医认为此式可以"调理脾胃"，有助于消化吸收，增强营养。

4.五劳七伤往后瞧

自然站立，双脚与肩同宽，双手自然下垂，宁神调息，气沉丹田。头部微微向左转动，两眼目视左后方，稍停顿后，缓缓转正，再缓缓转向右侧，目视右后方稍停顿，转正。如此六次。注意头往后瞧时，眼睛尽量看脚跟，并保持两秒钟的拉伸。

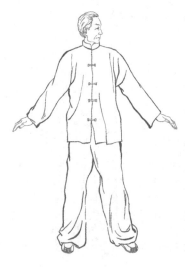

五劳，是心、肝、脾、肺、肾五脏的劳损；七伤，是喜、怒、忧、思、悲、恐、惊的七情伤害。五劳七伤不是病，但此时身体健康已经开始走下坡路了，也就是西医所说的"亚健康"状态，

如果不及时调整，休养生息，发展为疾病是迟早的事情。而"五劳七伤往后瞧"，说明这一式可以有效调整人体的亚健康状态。

5. 摇头摆尾去心火

两足横开，双膝下蹲，呈"骑马步"状。上体稍向前探，两目平视，双手反按在膝盖上，双肘外撑。以腰为轴，头脊要正，将躯干划弧摇转至左前方，左臂弯曲，右臂绷直，肘臂外撑，臀部向左下方撑劲，目视左足尖；稍停顿后，随即向相反方向，划弧摇至右前方。反复六次。注意身子摇动的时候眼睛尽量保持不动，摇头摆尾的动作要慢，最大限度地保持身体的平衡。

我们经常会听见一句话叫"年轻人火气大"，这个火气就是心火。"心为君主之官"，就像是高高在上的太阳，而同学们不就是刚刚升

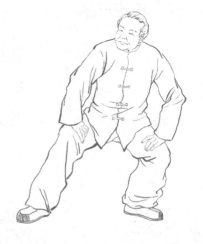

起的太阳吗？所以，大家在充满朝气的同时，也容易心火
旺盛。而这一式能去心火，对口腔溃疡、口臭、便秘等有
缓解作用。

6.两手攀足固肾腰

　　自然站立，两足平开，与肩同宽。两臂平举，自体
侧缓缓抬起至头顶上方转掌心朝上，向上做托举状。
稍作停顿，以腰为轴，身体前俯，两腿绷直，双手顺势
攀足，稍作停顿，将身体缓缓直起，双手顺势起于头顶
之上，两臂伸直，掌心向前，再自身体两侧缓缓下落于
体侧。

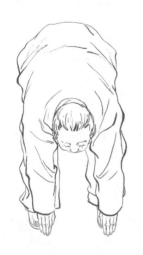

　　注意弯腰的时候双手向下，
沿着腰背一直往下按摩，头稍
抬，膝关节要伸直。然后保持弯
腰姿势，用手掌按摩大、小腿背
面，并攀足。

　　这一式使人体的督脉和足太
阳膀胱经得到拉伸牵扯，对生殖

系统、泌尿系统以及腰背部的肌肉都有调理作用。

7. 攒拳怒目增气力

两足横开，两膝下蹲，呈"骑马步"的姿势。双手握拳，拳心向上。击出左拳，顺势头稍向左转，怒目圆睁，并通过左拳凝视远方，右拳同时后拉，与左拳出击形成一种"争力"。随后收回左拳，击出右拳，要领同前。反复六次。冲拳时上体保持直挺，出拳时由慢到快，吐气而不发声；

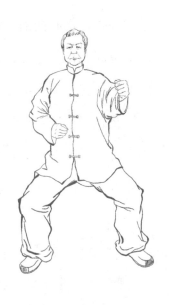

拳回收时，先五指伸直充分旋腕，再屈指用力抓握。

肝主筋，开窍于目，在志为怒。这一式马步冲拳，怒目瞪眼，均可刺激肝经系统，使肝血充盈，肝气疏泄，强健筋骨。个性内向，静坐少动之人，气血多有郁滞，此段对其尤为适宜。

中医锻炼法超简单

8. 背后七颠百病消

两足并拢，两腿直立，身体放松，两手臂自然下垂，手指并拢，掌心向前。随后双手平掌下按，顺势将两脚跟向上提起，稍作停顿，将两脚跟下落着地，达到轻震地面的效果为宜。反复练习七次。

俗话说，"百步走不如抖一抖"。这一式颠足而立，拔伸脊柱，下落振身而致全身抖动，十分舒服，不仅有利于消除百病，也正好作为整套套路的收功。

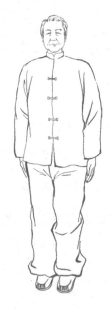

总结起来，这八段锦便是：双手托天理三焦，左右开弓似射雕。调理脾胃需单举，五劳七伤往后瞧。摇头摆尾去心火，双手攀足固肾腰。攒拳怒目增气力，背后七颠百病消。记诵简单，动作易学。大家可以从八段中挑出任何一段进行练习，也可以整套做完。如果是晚上，可以在锻炼的时候放一些轻音乐，有助于陶冶情操。

我们常说"内练一口气，外练筋骨皮"，而八段锦就可以很好地激发自身调理能力。八段锦中，每一招都有中医理论作为根据，只要长期坚持，就可以达到"寒暑不能入，灾病不能侵"的效果。

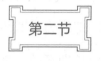

五禽戏

现代科技中，有一项技术叫"仿生学"，就是通过了解生物的结构和功能原理，来研制新机械和新技术，或解决机械技术的难题。比如人类的祖先受鱼儿的启发，发明了最早的船桨；比如意大利的达·芬奇通过对鸟类进行仔细的解剖，研究其身体结构，并认真观察鸟类的飞行方式，设计和制造了一架扑翼机。

同样，仿生学在医疗养生中也被广泛应用，传统的医疗养生就是借鉴某些生物的优异能力，通过肢体运动进行模仿，然后设计和编创养生锻炼法。而在一千多年前的东汉，名医华佗就模仿虎、鹿、熊、猿、鸟五种动物创制了"五禽戏"。

《后汉书·方术列传·华佗传》记载："吾有一术，名五禽之戏……亦以除疾，兼利蹄足，以当导引。体有不快，起作一禽之戏，怡而汗出，因以著粉，身体轻便而欲食。"

相传广陵郡的吴普，年轻的时候是一个手不能提、肩不能担的阔少爷，从小体弱多病。有一次又病倒了，华佗去给他看病，一摸脉，六脉和平，一点病没有。华佗心中有底了，说："人要想身强体壮，减少疾病，延年益寿，最有效的办法是劳动锻炼。"于是便把五禽戏传授于他。吴普谨遵华佗的教诲日日练习，最后到了一百多岁，依旧耳不聋，眼不花，发不白，齿不落。

既然五禽戏这么神奇，那我们一定要认真学习。在练习之前，先掌握以下锻炼过程中需要用到的手势。

虎爪：五指张开，虎口撑圆，第一、二指关节弯曲内扣。

鹿角：拇指伸直外张，食指、小指伸直，中指、无名指弯曲内扣。

熊掌：拇指压在食指指端上，其余四指并拢弯曲，虎口撑圆。

猿钩：五指指腹捏拢，屈腕。

鸟翅：五指伸直，拇指、食指、小指向上翘起，无名指、中指并拢向下。

握固：拇指抵掐无名指指根节内侧，其余四肢屈拢收于掌心。

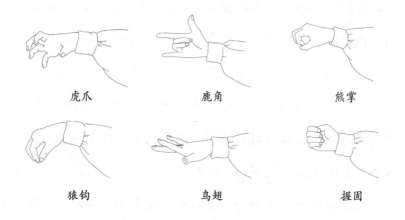

虎爪　　　　　　　鹿角　　　　　　　熊掌

猿钩　　　　　　　鸟翅　　　　　　　握固

1.虎戏

虎戏主肝，经常锻炼可以起到舒筋、养肝、明目的作用。

预备式：两臂自然下垂，颈自然竖直，面部自然，眼向前平视，口唇闭合，舌尖轻抵上腭，不用挺胸或拱背。两脚跟靠拢成立定姿势，全身放松，把自己想象成一头老虎。

虎举式：两手掌心向下，十指撑开，再弯曲成虎爪状。然后，两手外旋，由小指先弯曲，其余四指依次弯曲握拳，两拳沿体前缓慢上提。至肩前时，十指撑开，举至头上方再弯曲成虎爪状。随后两掌外旋握拳，拳心相对，两拳下拉。至肩前时，变掌下按。沿体前下落至腹前，十指撑开，掌心向下。如此三次后，两手自然垂于体侧，目视前方。

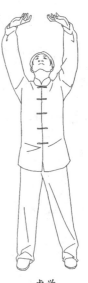

虎举

虎扑式：两手握空拳，沿身体两侧上提至肩前上方。两手向上、向前划弧，十指弯曲成"虎爪"，掌心向下；同时上体前俯，挺胸塌腰。两腿屈膝下蹲，收腹含胸。同时，两手向下划弧至两膝侧；然后两腿伸膝，送髋，挺腹，后仰，同时两掌握空拳，沿体侧向上提至胸侧。左腿屈膝提起，随后左脚向前迈出一步，脚跟着地，右腿屈膝下蹲，成左虚步，同时上体前倾，两拳变"虎爪"向前、向下扑至膝前两侧，掌心向下；最后上体抬起，左脚收回，开步站立。

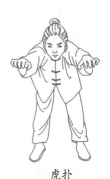

虎扑

紧接着按左右相反再做一遍，继而两手先左后右向前挪动，同时两脚向后退移，以极力拉伸腰身，接着抬头面朝天，再低头向前平视。最后，如虎行般以四肢前爬七步，后退七步。

2. 鹿戏

鹿戏主肾，经常练习鹿戏，可以刺激肾脏，起到壮腰强肾的作用。

预备式：同上，把自己想象成一头雄鹿。

鹿抵式：两腿微屈，身体重心移至右腿，左脚经右脚内侧向左前方迈步，脚跟着地。同时，身体稍右转。两掌握空拳，向右侧摆起，拳心向下，高与肩平；目随手动，视右拳；身体重心前移，左腿屈膝，脚尖外展踏实，右腿伸直蹬实；同时，身体左转，两掌呈"鹿角"状向上、向左、向后画弧，掌心向外，指尖朝后，左臂弯曲外展平伸，肘

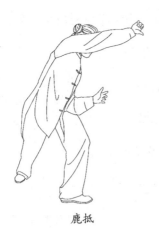

鹿抵

抵靠左腰侧；右臂举至头前，向左后方伸抵，掌心向外，指尖朝后，目视右脚跟。随后，身体右转，左脚收回，开步站立，同时两手向上、向右、向下画弧，两掌握空拳下落于体前；目视前下方。

然后重复一次，唯左右相反。然后完整地再从头到尾操作一次，最后回复如起式。

鹿奔式：左脚向前跨一步，屈膝，右腿伸直成左弓步。同时，两手握空拳，向上、向前划弧至体前，屈腕，高与肩平，与肩同宽，拳心向下；身体重心后移，左膝伸直，全脚掌着地。右腿屈膝，低头，弓背，收腹；同时，两臂内旋，两掌前伸，掌背相对，拳变"鹿角"形状；身体重心前移，上体抬起。右腿伸直，左腿屈膝，成左弓步，松肩沉肘，两臂外旋，"鹿角"变空拳，高与肩平。随后左脚收回，开步直立；两拳变掌，回落于体侧。

然后左右相反按相同的动作步骤再

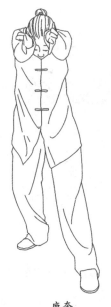

鹿奔

做一次。紧接着从头到尾完整地把所有步骤再操作一次。最后，两掌向身体侧前方举起，与胸同高，掌心向上。屈肘，两掌内合下按，自然垂于体侧，目视前方。

3. 熊戏

熊戏主脾，经常练习熊戏，使不思饮食、腹胀腹痛、腹泻便秘等症状得到缓解。

预备式：同上，把自己想象成一头黑熊。

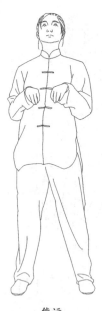

熊运

熊运式：两掌握空拳成"熊掌"，拳眼相对，垂手下腹部。以腰、腹为轴，上体做顺时针摇晃；同时，两拳随之沿右肋部、上腹部、左肋部、下腹部画圆，眼睛随上体摇晃环视。如此反复两次。

随后，按照同样方法左右相反再做一次。最后两拳变掌下落，自然垂于体侧。目视前方，回归起式。

熊晃式：身体重心右移，左髋上提，牵动左脚离地，再微屈左膝；两掌握空拳成"熊掌"。

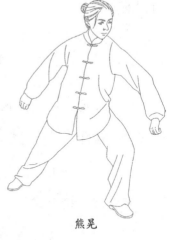

身体重心前移，左脚向左前方落地，全脚掌踏实，脚尖朝前，右腿伸直。身体右转，左臂内旋前靠，左拳摆至左膝前上方，拳心朝左。右掌摆至体后，拳心朝后。

熊晃

身体左转，重心后坐，右腿屈膝，左腿伸直。拧腰晃肩，带动两臂前后弧形摆动。右拳摆至左膝前上方，拳心朝右。左拳摆至体后，拳心朝后。

身体右转，重心前移；左腿屈膝，右腿伸直。同时，左臂内旋前靠，左拳摆至左膝前上方，拳心朝左。右掌摆至体后，拳心朝后。

随后，按照相同步骤左右相反再做一次。紧接着从头到尾重复性地再做一遍。最后左脚上步，开步站立。同时，两手自然垂于体侧。两掌向身体侧前方举起，与胸同高，掌心向上。屈肘，两掌内合下按，自然垂于体侧，目视前方。

4. 猿戏

猿戏主心，心主血脉，常练猿戏，可以改善心悸、失眠多梦、盗汗、肢冷等症状。

预备式：同上，把自己想象成一只猿猴。

猿钩式：接上式。两掌垂在体前，手指伸直分开，再屈腕撮拢捏紧成"猿钩"。然后，两掌上提至胸，两肩上耸，收腹提肛。同时，脚跟提起，头向左转，目随头动，视身体左侧。随后，头转正，两肩下沉，松腹落肛，脚跟着地。最后"猿钩"变掌，掌心向下，两掌沿体前下按落于体侧。

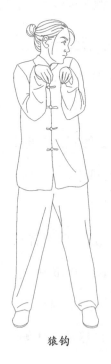

猿钩

然后，以上动作按头向右转的方向再做一次。

最后，以上所有的动作再重复一次。注意习练"猿戏"时，"猿钩"的快速变化，意在增强神经－肌肉反应的灵敏性。两掌上提下按，扩大胸腔体积，可增强呼吸，按摩心脏，改善脑部供血。

猿摘式：接上式。左脚向左后方退步，脚尖点地，右腿屈膝，重心落于右腿。同时，左臂屈肘，左掌成"猿钩"收至左腰侧。右掌向右前方自然摆起，掌心向下。

然后，身体重心后移，左脚踏实，屈膝下蹲，右脚收至左脚内侧，脚尖点地，成右丁步。同时，右掌向下经腹前向左上方画弧至头左侧，掌心对太阳穴；目先随右掌动，再转头注视右前上方。

随后，右掌内旋，掌心向下，沿体侧下按至左髋侧，视右掌。右脚向右前方迈出一大步，左腿蹬伸，身体重心前移。右腿伸直，左脚脚尖点地。

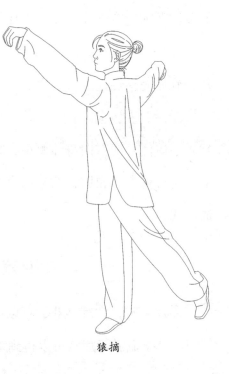

猿摘

同时，右掌经体前向右上方画弧，举至右上侧变"猿钩"，稍高于肩。左掌向前、向上伸举，屈腕撮钩，成采摘势，目视左掌。

紧接着，身体重心后移。左掌由"猿钩"变为"握固"；右手变掌，自然回落于体前，虎口朝前。随后，左腿屈膝下蹲，右脚收至左脚内侧，脚尖点地，成右丁步；同时，左臂屈肘收至左耳旁，掌指分开，掌心向上，呈托桃状；右掌经体前向左画弧至左肘下捧托；目视左掌。

做完以上动作，再按照相反的方向做一次。然后，再从头到尾完整性地进行一次。

最后，左脚向左横开一步，两腿直立。同时，两手自然垂于体侧。两掌向身体侧前方举起，与胸同高，掌心向上；目视前方。屈肘，两掌内合下按，自然垂于体侧，完成收式。

5. 鸟戏

鸟戏主肺，常练鸟戏，可以增强人体呼吸功能，胸闷气短、鼻塞流涕等症状可以得到缓解。

预备式：同上，把自己想象成一只鸟。

鸟伸式：接上式。两腿微屈下蹲，两掌在腹前相叠。两掌向上举至头前上方，掌心向下，指尖向前。身体微前倾，提肩，缩项，挺胸，塌腰，目视前下方。

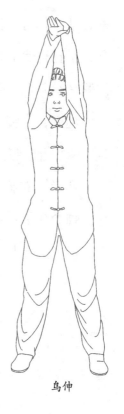

鸟伸

然后，两腿微屈下蹲。同时，两掌相叠下按至腹前，目视两掌。身体重心右移。右腿蹬直，左腿伸直向后抬起。同时，两掌左右分开，掌成"鸟翅"，向体侧后方摆起，掌心向上。抬头，伸颈，挺胸，塌腰；目视前方。

随后，再按照相反的方向，完成以上相同的动作。

最后再从头到尾，完整地重复一遍所有的动作。完成后，左脚下落，两脚开步站立，两手自然垂于体侧，完成收式。

鸟飞式：接上式。两腿微屈，两掌成"鸟翅"合于腹前，掌心相对，目视前下方；右腿伸直独立，左腿屈膝提起，小腿自然下垂，脚尖朝下。同时，两掌呈展翅状，在体侧平举向上，稍高于肩，掌心向下，目视前方。

随后，左脚下落在右脚旁，脚尖着地，两腿微屈；同时，两掌合于腹前，掌心相对，目视前下方。

然后，右腿伸直独立，左腿屈膝提起，小腿自然下垂，脚尖朝下；同时，两掌经体侧，向上举至头顶上方，掌背相对，指尖向上，目视前方。

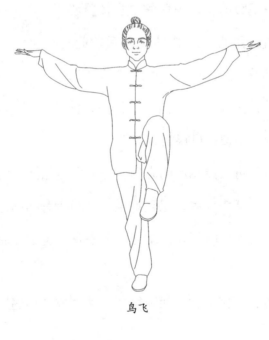

鸟飞

最后，左脚下落在右脚旁，全脚掌着地，两腿微屈；同时，两掌合于腹前，掌心相对；目视前下方。

做完以上动作，按照相反方向再做一遍。最后，再从头到尾完整重复一次。随后，两掌向身体侧前方举起，与胸同高，掌心向上；目视前方。屈肘，两掌内合下按，自然垂于体侧，完成收式。

人虽为万物之灵，但有些地方确实不如动物。但人类的可贵之处是善于学习和模仿，而"五禽戏"就是向动物们学习强身健体之道。五禽戏中任何一戏，大家都可以单独拿出来练习，非常易学，长期坚持就可以预防多种疾病。

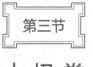

第三节

太极拳

在众多武侠文学和影视作品中，都离不开太极拳。太极拳是武术的一种，但是自古武术就是强身健体的重要方式，习武之人通过积年累月的练习可以"站如松，坐如钟，行如风"。

实践证明，太极拳确实可以改善神经、心肺、肢体等功能，不信你看公园里很多练习太极拳的老者，个个都精神抖擞，活动自如。

其实，太极拳和中医在渊源上有着不可分割的联系，它们都是基于中国古代"阴阳五行"和"天人合一"的哲学智慧，通过外在方式达到修身养性、陶冶情操、强身健体、益寿延年的目的。而且太极拳在长期发展中与中医的"吐纳""导引""经络"等理论相结合，逐渐形成了一种内外兼修、缓慢、轻灵、刚柔相济的汉族传统拳术。

太极拳历史悠久，时至今日已经发展出陈式、杨式、武式、吴式、孙式、和式等众多流派，其中有很多动作不易掌握，需要长期练习。本书只向大家详细介绍一下由国家体育总局推广的"24式简易太极拳"，这24个动作相比传统的太极拳套路来讲，其内容更显精练，动作更显规范，最主要的是方便练习。

练习之初，尽量找一个环境优雅安静的地方，比如说公园或学校操场，然后身体自然站立，两脚并拢，两手垂于大腿外侧。头项正直，口闭齿扣，胸腹放松，眼睛平视前方。

1. 起式

左脚向左分开到两脚平行与肩同宽。随后两臂慢慢向前举，自然伸直，两手心向下。然后两腿慢慢屈膝半蹲，同时两掌轻轻下按至腹前。

注意起脚时先提脚跟，高不过

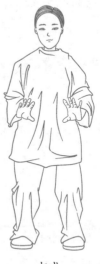

起式

足踝，落脚时前脚掌先着地，要做到点起点落、轻起轻落。屈膝时松腰敛臀，上体保持正直，两掌下按时沉肩垂肘。

2. 野马分鬃

第一步：上体稍右转，右臂屈抱于右胸前，左臂屈抱于腹前，成右抱球，左脚收至右脚内侧成丁步。然后上体左转，左脚向左前方迈出一步，成左弓步。同时两掌前后分开，左手心斜向上，右手按至右胯旁，两臂微屈。此为"左野马分鬃"。

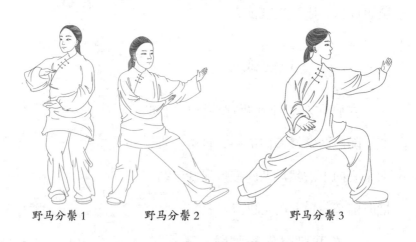

野马分鬃 1　　　　野马分鬃 2　　　　野马分鬃 3

第二步：重心稍向后移，左脚尖翘起外撇。上体稍左转，左手翻转在左胸前屈抱，右手翻转前摆，在腹前屈抱，成左抱球，重心移至左腿，右脚收至左脚内侧成丁步。然后上体右转，右脚向右前方迈出一步，成右弓步。同时两掌前后分开，右手心斜向上，左手按至左胯旁，两臂微屈。此为"右野马分鬃"。

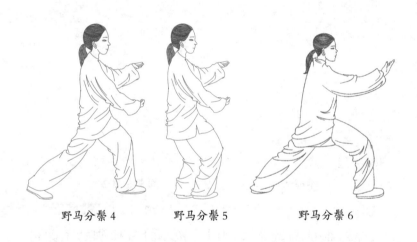

野马分鬃 4　　　　野马分鬃 5　　　　野马分鬃 6

第三步：按照第一步再进行一次"左野马分鬃"。

3. 白鹤亮翅

上体稍左转，右脚向前跟步，落于左脚后；同时两手在胸前屈臂抱球。随后，上体后坐并向右转体，左脚稍向前移动，成左脚虚步；同时右手分至右额前，掌心向内，左手按至左腿旁，上体转正，眼平视前方。

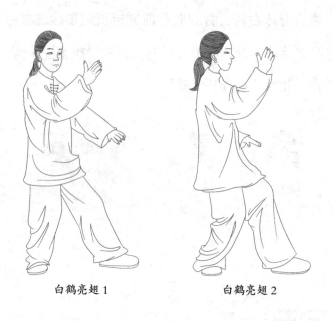

白鹤亮翅 1   白鹤亮翅 2

注意抱球与跟步要同时，转身时身体侧转不超过45°，左脚前移与分手同时完成。

4. 搂膝拗步

第一步：上体右转，右手至头前下落，经右胯侧向后方上举，与头同高，手心向上，左手上摆，向右划弧落至右肩前，左脚收至右脚内侧成丁步，眼视右手；随后，上体左转，左脚向左前方迈出一步成左弓步，左手经膝前上方搂过，停于左腿外侧，掌心向下，指尖向前，右手经肩上，向前推出，右臂自然伸直。

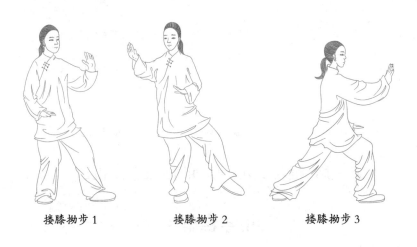

搂膝拗步 1 　　　　搂膝拗步 2 　　　　搂膝拗步 3

第二步：重心稍后移，左脚尖翘起外撇，上体左转，右脚收至左脚内侧成丁步。右手经头前划弧摆至左前肩，掌心向下，左手向左上方划弧上举，与头同高，掌心向上，眼视左手。随后，上体右转，右脚向右前方迈出一步成右弓步，右手经膝前上方搂过，停于右腿外侧，掌心向下，指尖向前，左手经肩上，向前推出，左臂自然伸直。

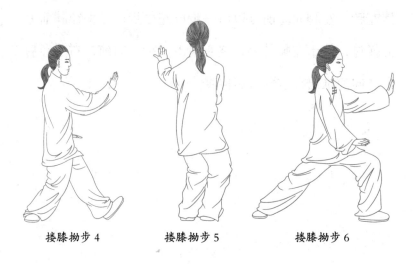

搂膝拗步 4　　　　搂膝拗步 5　　　　搂膝拗步 6

第三步：和第二步的动作相同，唯左右相反。

5. 手挥琵琶

右脚向前收拢半步落于左脚后，右臂稍向前伸展；上体稍向左回转，左脚稍前移，成左虚步；两臂屈肘合抱，右手与左肘相对，掌心向左。

注意两手摆掌时有上挑并向里合之意。合臂时腰下沉，两臂前伸，腋下虚空。

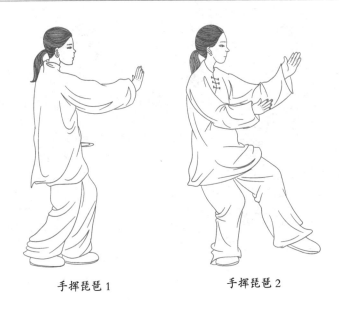

手挥琵琶 1　　　　　　　手挥琵琶 2

6. 左右倒卷肱

第一步：上体稍右转，两手翻转向上，右手随转体向后上方划弧上举至肩上耳侧，左手停于体前；上体稍左转；左脚提起向后退一步，脚前掌轻轻落地，眼视左手。

第二步：上体继续左转，重心后移，成右虚步；右手推至体前，左手向后、向下划弧，收至左腰侧，手心向上，眼视右手。

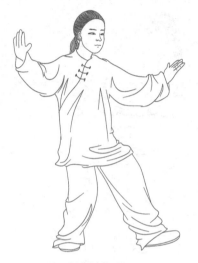

左右倒卷肱 1

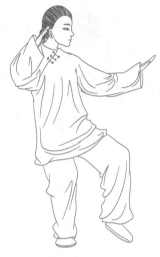

左右倒卷肱 2

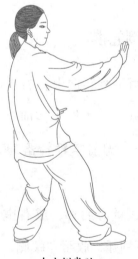

左右倒卷肱 3

第三步：相同动作，唯左右相反做一次第一步。

第四步：相同动作，唯左右相反做一次第二步。

第五步：按照第一步至第四步的完整动作，重复做一遍。

7. 左揽雀尾

第一步：上体右转，右手向侧后上方划弧，左手在体前下落，两手呈右抱球状，左脚收成丁步。

第二步：上体左转，左脚向左前方迈成左弓步；两手前后分开，左臂半屈向体前绷架，右手向下划弧按于左胯旁，五指向前，眼视左手。

第三步：上体稍向左转，左手向左前方伸出，同时右臂外

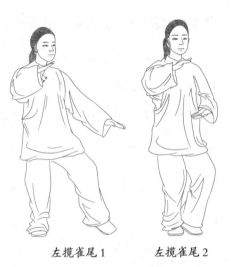

左揽雀尾 1   左揽雀尾 2

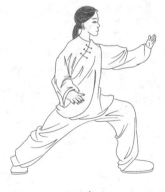

左揽雀尾 3

旋，向上、向前伸至左臂内侧，掌心向上。

第四步：上体右转，身体后坐，两手同时向下经腹前向右后方划弧后捋，右手举于身体侧后方，掌心向外，左臂平屈于胸前，掌心向内；眼视右手。

第五步：重心前移成左弓步；右手推送左前臂向体前挤出，两臂撑圆。

第六步：上体后坐，左脚尖翘起；左手翻转向下，右手经左腕上方向前伸出，掌心转向下，两手左右分开与肩同宽，两臂屈收后引，收至腹前，手心斜向下。

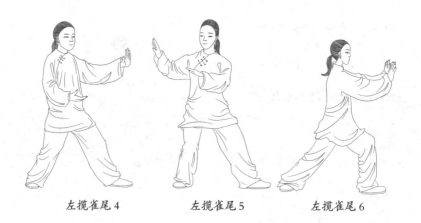

左揽雀尾4　　　　　左揽雀尾5　　　　　左揽雀尾6

第七步：重心前移成左弓步；两手沿弧线推至体前。

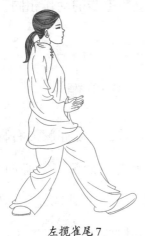

左揽雀尾7

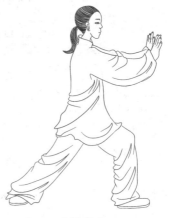

左揽雀尾8

8.右揽雀尾

第一步：重心后移，上体右转，左脚尖内扣；右手划弧右摆，两手平举于身体两侧，头随右手移转。

第二步：左腿屈膝，重心左移，右脚收成丁步；两手呈

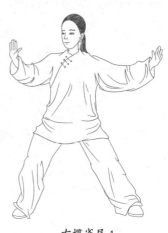

右揽雀尾1

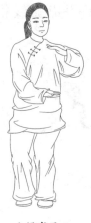

右揽雀尾2

左抱球状。

第三步至第八步与"左揽雀尾"的第二步至第七步的动作相同，唯左右相反。

9. 单鞭

上体左转，左腿屈膝，右脚尖内扣；左手向左划弧，掌心向外，右手向左划弧至左肘前，掌心转向上，视线随左手运转。随后，上体再右转，右腿屈膝，左脚收成丁步。右手向上向左划弧，至身体右前方变成勾手，腕高与肩平，左手向

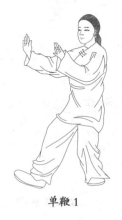

单鞭1

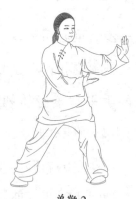

单鞭2

下、向右划弧至右肩前，掌心转向内，眼视勾手；最后上体左转，左脚向左前方迈出成左弓步，左手经面前翻掌向前推出。

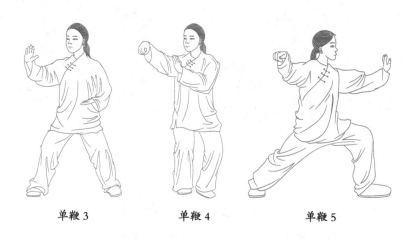

单鞭3　　　　　单鞭4　　　　　单鞭5

10. 云手

第一步：上体右转，左脚尖内扣，左手向下、向右划弧至右肩前，掌心向内，右勾手松开变掌。

第二步：上体左转，重心左移，右脚向左脚收拢，两腿屈膝半蹲，两脚平行向前成小开立步。

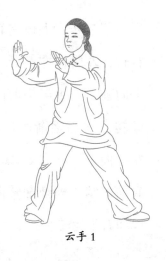

云手1

左手经头前向左划弧运转，掌心渐渐向外翻转，右手
向下、向左划弧运转，掌心渐渐转向内，视线随左手
运转。

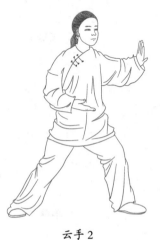

云手 2

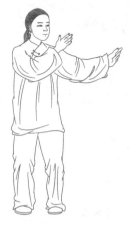

云手 3

第三步：上体右转，重心
右转，左脚向左横开一步，脚
尖向前。右手经头前向右划弧
运转，掌心逐渐由内转向外，
左手向下、向右划弧，停于右
肩前，掌心渐渐翻转向内，视
线随右手运转。

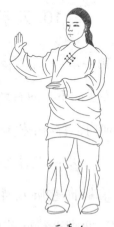

云手 4

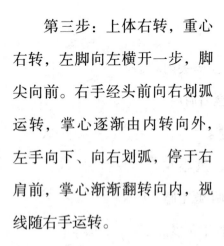

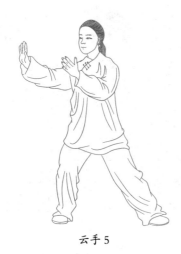

云手5

第四步：重复第二步和第三步。

第五步：再重复一次第二步。

11. 单鞭

上体右转，重心右移，左脚跟提起；右手向左划弧，至右前方掌心翻转变勾手。左手向下向右划弧至右肩前，掌心转向内，眼视勾手；然后上体左转，左脚向左前方迈出成左弓步，左手经面前翻掌向前推出。

单鞭1

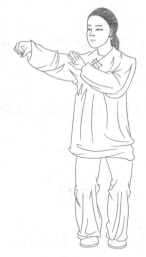

单鞭 2

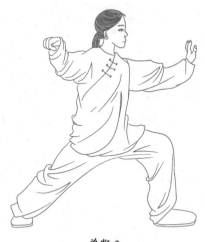

单鞭 3

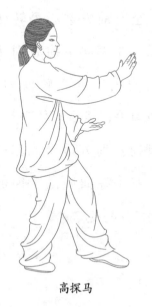

高探马

12. 高探马

后脚向前收拢半步，右手勾手松开，两手翻转向上，肘关节微屈；随后，上体稍右转，重心后移，左脚稍向前移成左虚步；上体左转，右手经头侧向前推出，左臂屈收至腹前，掌心向上。

13. 右蹬脚

第一步：上体稍左转，左脚提收向左前方迈出，脚跟着地；右手稍向后收，左手经右手背上方向前穿出，两手交叉，左掌心斜向上，右掌心斜向下。

第二步：重心前移成左弓步；上体稍右转，两手向两侧划弧分开，掌心皆向外，眼视右手。

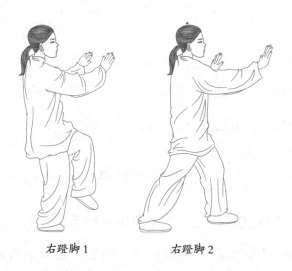

右蹬脚1　　　　　　右蹬脚2

第三步：右脚成丁步；两手向腹前划弧相交合抱，举至胸前，右手在外，两掌心皆转向内。

第四步：两手手心向外撑开，两臂展于身体两侧，肘

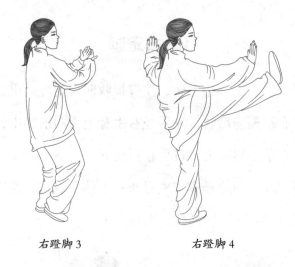

右蹬脚 3　　　　　　　右蹬脚 4

关节微屈，腕与肩平；左腿支撑，右腿屈膝上提，脚跟用力慢慢向前上方蹬出，脚尖上钩，膝关节伸直，右腿与右臂上下相对，方向为右前方约 30°；眼视右手。

14. 双峰贯耳

右小腿屈膝回收，左手向体前划弧，与右手并行落于右膝上方，掌心皆翻转向上；随后，右脚下落向右前方上步成右弓步；两手握拳经两腰侧向上、向前划弧摆至头前，两臂半屈成钳形，两拳相对，同头宽，拳眼斜向下。

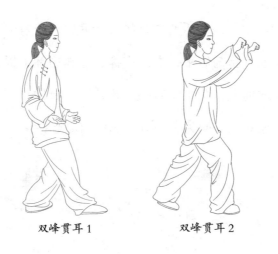

双峰贯耳 1　　　　　双峰贯耳 2

15. 转身左蹬脚

　　第一步：重心后移，左腿屈坐，上体左转，右脚尖内扣；两拳松开，左手向左划弧，两手平举于身体两侧，掌心向外，眼视左手。

　　第二步：重心右移，右腿屈膝后坐，左脚收至右脚内侧成丁步；两手向下划弧交叉合抱，举至胸前，左手在外，两手心皆向内。

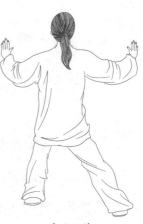

转身左蹬脚 1

第三步：两手手心向外撑开，两臂展于身体两侧，肘关节微屈，腕与肩平；右腿支撑，左腿屈膝上提，脚跟用力慢慢向前上方蹬出，脚尖上钩，膝关节伸直，左腿与左臂上下相对，方向为左前方约 30°；眼视左手。

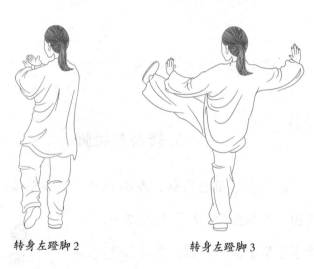

转身左蹬脚 2   转身左蹬脚 3

16. 左下势独立

第一步：左腿屈收于右小腿内侧。上体右转，右臂稍内合，右手变勾手，左手划弧摆至右肩前，掌心向右，眼视勾手。

第二步：上体左转，右腿屈膝，左腿向右前方伸出成左仆步。左手经右肋沿左腿内侧向左穿出，掌心向前，指尖向左，眼视左手。

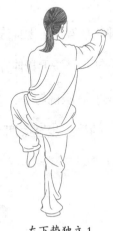

左下势独立1

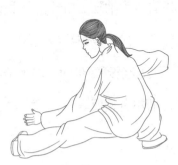

左下势独立2

第三步：重心移向左腿成左弓步，左手前穿并向上挑起，右勾手内旋，置于身后。

第四步：上体左转，重心前移，右腿屈膝提起成左独立步。左手下落按于左胯旁，右勾手下落变掌，向体前挑起，掌心向左，高于眼平，右臂半屈成弧。

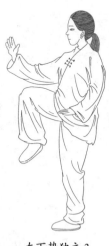

左下势独立3

17. 右下势独立

第一步：右脚落于左脚右前方，脚前掌着地，上体左转，左脚以脚掌为轴随之扭转；左手变勾手向上提举于身体左侧，高与肩平，右手划弧摆至左肩前，掌心向左；眼视勾手。

第二步至第四步同"左下势独立"的第二步至第四步的动作，唯左右相反。

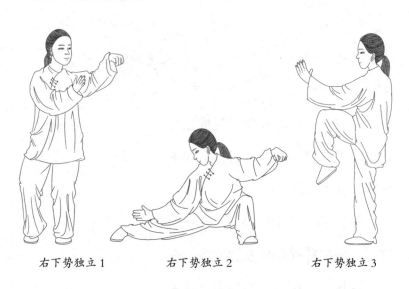

右下势独立 1　　　　右下势独立 2　　　　右下势独立 3

18. 左右穿梭

第一步：左脚向左前方落步，脚尖外撇，上体左转，两手呈左抱球状。

　　第二步：上体右转，右脚向右前方上步成右弓步；右手向前上方划弧，翻转上举，架于右额前上方，左手向后下方划弧，经肋前推至体前，高与鼻平，眼视左手。

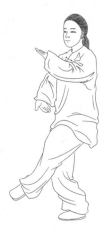

左右穿梭 1

　　第三步：重心稍后移，右脚尖外撇，左脚收成丁步；上体右转，两手在右肋前上下相抱。

　　第四步：同第二步，唯左右相反。

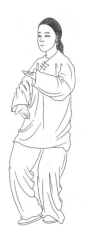

左右穿梭 2

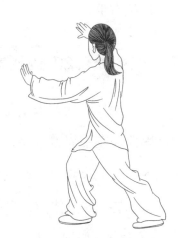

左右穿梭 3

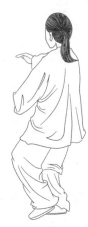

左右穿梭 4

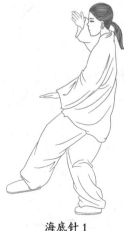

海底针 1

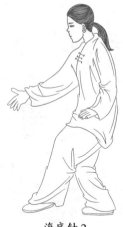

海底针 2

19. 海底针

右脚向前收拢半步，随之重心后移，右腿屈坐；上体右转，右手下落屈臂提抽至耳侧，掌心向左，指尖向前，左手向右划弧下落至腹前，掌心向下，指尖斜向右。

随后，上体左转向前俯身，左脚稍前移成左虚步；右手向前下方斜插，左手经膝前划弧搂过，按至左大腿侧，眼视右手。

20. 闪通臂

上体右转，恢复正直；右手提至胸前，左手屈臂收举，指尖贴近右腕内侧，左脚收至右脚内侧；随后，左脚向前上步成左弓步；左手推至体前，右手撑于头侧上方，掌心斜向上，两手分展，眼视左手。

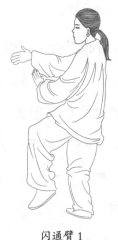

闪通臂 1

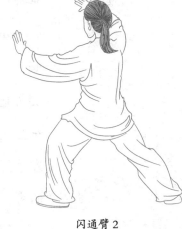

闪通臂 2

21.转身搬拦捶

第一步：重心后移，右腿屈坐，左脚尖内扣；身体右转，右手摆至体右侧，左手摆至头左侧，掌心均向外；眼视右手。

第二步：重心左移，左腿屈坐，右腿自然伸直；右手握拳向下、向左划弧停于左肋前，拳心向下，左手举于左额前，眼向前

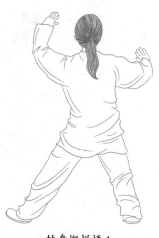

转身搬拦捶 1

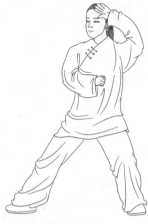

转身搬拦捶 2

平视。

第三步：右脚提收至左脚内侧，再向前迈出，脚跟着地，脚尖外撇；右拳经胸前向前搬压，拳心向上，高与胸平，肘部微屈，左手经右前臂外侧下落，按于左胯旁，眼视右拳。

第四步：上体右转，重心前移，右拳向右划弧至体侧，拳心向下，左臂外旋，向体前划弧，掌心斜向上。

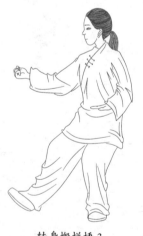

转身搬拦捶 3

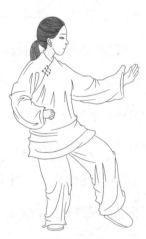

转身搬拦捶 4

第五步：左脚向前上步，脚跟着地。左掌拦至体前，掌心向右，右拳翻转收至腰间，拳心向上，眼视左掌。

第六步：上体左转，重心前移成左弓步。右拳向前打出，肘微屈，拳眼向上，左手微收，掌指附于右前臂内侧，掌心向右。

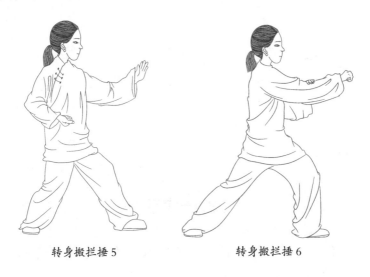

转身搬拦捶 5   转身搬拦捶 6

22.如封似闭

第一步：左手翻转向上，从右前臂下向前穿出；同时右拳变掌，也翻转向上，两手交叉举于体前。

第二步：重心后移，两臂屈收后引，两手分开收至胸前，与胸同宽，掌心斜相对，眼视前方。

第三步：重心前移成左弓步，两掌经胸前弧线向前推出，高与肩平，宽与肩同。

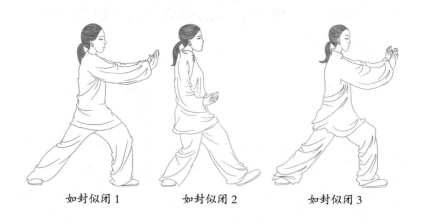

如封似闭1　　　如封似闭2　　　如封似闭3

23.十字手

第一步：上体右转，重心右移，右腿屈坐，左脚尖内扣；右手向右摆至头前，两手心皆向外；眼视右手。

第二步：上体继续右转，右脚尖外撇侧弓，右手继续划弧至身体右侧，两臂侧平举，手心皆向外，眼视右手。

第三步：上体左转，重心左移，左腿屈膝侧弓，右

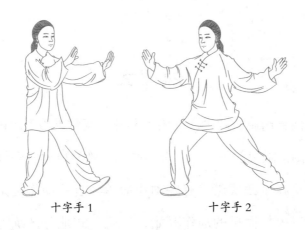

十字手1　　　　　　十字手2

脚尖内扣；两手划弧下落，交叉上举成斜十字形，右手在外，手心皆向内。

第四步：上体转正，右脚提起收拢半步，两腿慢慢直立，两手交叉合抱于胸前。

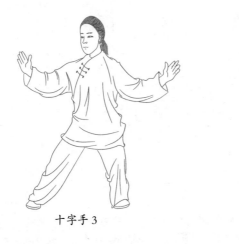

十字手3

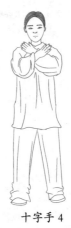

十字手4

24. 收式

两臂内旋，两手翻转向下分开，两臂慢慢下落停于身体两侧；眼视前方。左脚轻轻收回，恢复成预备姿势。

这二十四式中，有些动作简单，有些动作复杂，大家可以先从简单的动作开始，一式一式地分开练习，等到熟练掌握之后再尝试将所有的动作衔接到一起。其实，熟练打完一套"24式简易太极拳"也只是花费区区8分钟左右，相信只要用心，对于聪明的你们来说并不是什么难事。

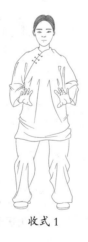

收式 1

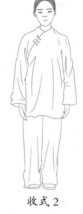

收式 2

易筋经

在金庸小说中《易筋经》被称为"武林第一绝学"，能修炼成很高的内功。武林中的纷争多是因《易筋经》而起，众多武林人士为了争夺《易筋经》而大打出手。

相传，达摩祖师面壁于少林寺。在嵩山少林寺留下的两本经书，一本是《洗髓经》，另一本就是《易筋经》。

其实，"易筋经"并没有文学作品中描述的这样神奇，它只是中国传统的健身方法。

易筋经起源于中医最早的"导引术"，从湖南长沙马王堆汉墓出土的帛画《导引图》，其中有40多幅各种姿势的导引动作。这些姿势经分解，可以作为易筋经基本动作的原型。

"易"指改变；"筋"，泛指肌肉、筋骨；"经"，指常道、规范。顾名思义，"易筋经"就是通过锻炼，改善肌肉、筋骨的状态，使全身经络、气血通畅，从而增进健康、祛病延年的一种传统健身法。

易筋经总共分为十二式，也就是十二个动作：韦陀献杵第一式、韦陀献杵第二式、韦陀献杵第三式、摘星换斗式、倒拽九牛尾式、出爪亮翅式、九鬼拔马刀式、三盘落地式、青龙探爪式、卧虎扑食式、打躬式、掉尾式。

1. 韦陀献杵第一式

口诀：立身期正直，环拱手当胸，气定神皆敛，心澄貌亦恭。

动作：向左开半步，两脚平行，两膝微屈；两臂屈肘，徐徐平举至胸前成抱球势，屈腕立掌，指头向上倾斜30°，掌心相对约10厘米的距离。此动作要求肩、肘、腕在同一平面上，通过双手合掌在体前稍停，可敛气定神。

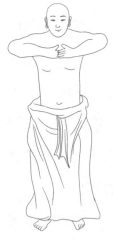

2. 韦陀献杵第二势

口诀：足趾柱地，两手平开，心平气静，目瞪口呆。

动作：两足分开，与肩同宽，足掌踏实，两膝微松；两手自胸前徐徐外展，至两侧平举；坐腕立掌，掌心向外，力在掌根，眼睛目视前方；吸气时胸部扩张，臂向后挺；呼气时，指尖内翘，掌向外撑。反复进行 8~20 次，可以疏通经络，改善气血运行。

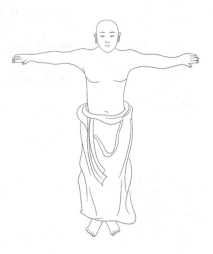

3. 韦陀献杵第三式

口诀：掌托天门目上观，足尖着地立身端。力周腿胁浑如植，咬紧牙关不放宽。舌可生津将腭舐，鼻能调息觉心安。

动作：两脚开立，足尖着地，足跟提起；双手上举

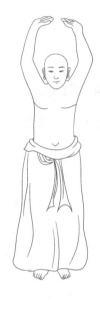

高过头顶，掌心向上，两中指相距 3 厘米；沉肩屈肘，仰头，目观掌背。舌舐上腭，鼻息调匀。吸气时，缓缓提掌，两手用暗劲尽力上托，两腿同时用力下蹬；呼气时，全身放松，两掌向前下翻。收式时，两掌变拳，拳背向前，上肢用力将两拳缓缓收至腰部，拳心向上，脚跟着地。反复 8~20 次。

4. 摘星换斗式

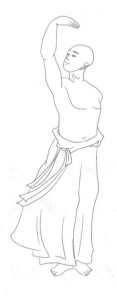

口诀：只手擎天掌覆头，更从掌内注双眸。鼻端吸气频调息，用力回收左右侔。

动作：右脚稍向右前方移步，与左脚形成斜八字，随势向左微侧；微屈膝，提右脚跟，身向下沉，右虚步。右手高举伸直，掌心向下，头微右斜，双目仰视右手心；左臂曲肘，自然置于背后。吸气时，头往上顶，双肩后挺；呼气时，全身放松，再左右两侧交换姿势锻炼。连续5~10次。

此动作通过掌心的翻转意存腰间来达到收敛真气，锻炼颈、肩、腰部关节和壮腰健肾的功效。长时间久坐学习容易使颈部和肩部疲劳，此动作可以很好地缓解肌肉的紧张状态。

5. 倒拽九牛尾式

口诀：两腿后伸前屈，小腹运气放松；用力在于两膀，观拳须注双瞳。

动作：以脊柱为轴，右脚前跨一步，屈膝成右弓步。右手握拳，举至前上方，双目观拳；左手握拳，左臂屈肘，斜垂于背后，吸气时，两拳紧握内收，右拳收至右肩，左拳垂至背后；呼气时，两拳两臂

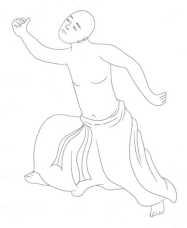

放松还原为本式预备动作。再身体后转，成左弓步，左右手交替进行。随呼吸反复 5~10 次。

此动作可锻炼背部、肩胛部和手指，改善软组织的血液循环，提高身体的协调性。

6. 出爪亮翅式

口诀：挺身兼怒目，推手向当前；用力收回处，功须七次全。

动作：两脚开立，两臂前平举，立掌，掌心向前，十指用力分开，虎口相对，两眼怒目平视前方，随势脚跟提起，以两脚尖支持体重。再两掌缓缓分开，上肢成一字样平举，坐腕立掌，掌心向外，随势脚跟着地。吸气时，两掌用暗劲伸探，手指向后翘；呼气时，臂掌放松。连续 8~12 次。

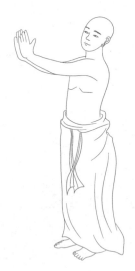

注意瞪目时也不要猛然地瞪起，应逐渐瞪大；动作要配合呼吸，用力要刚柔相济。此动作通过收掌、扩胸、

推掌等动作导引可改善呼吸功能和全身气血运行。

7. 九鬼拔马刀式

口诀：侧首弯肱，抱顶及颈；自头收回，弗嫌力猛；左右相轮，身直气静。

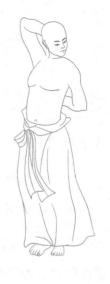

动作：脚尖相衔，足跟分离成八字形；两臂向前成叉掌立于胸前。左手屈肘经下往后，成勾手置于身后，指尖向上；右手由肩上屈肘后伸，拉住左手指，使右手呈抱颈状。足趾抓地，身体前倾，如拔刀一样。吸气时，双手用力拉紧，呼气时放松。然后左右交换，如此反复5~10次。

此动作通过对身体的对拔拉伸、两臂内合，上抬起尽量用力，可牵拉活动部位的肌肉筋膜，有助于改善关节的活动功能。

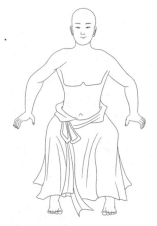

8.三盘落地式

口诀：上腭坚撑舌，张眸意注牙；足开蹲似踞，手按猛如拿；两掌翻齐起，千斤重有加；瞪目兼闭口，起立足无斜。

动作：左脚向左横跨一步，屈膝下蹲成马步。上体挺直，两手叉腰，再屈肘翻掌向上，小臂平举如托重物状；稍停片刻，两手翻掌向下，小臂伸直放松，如放下重物状。动作随呼吸进行，吸气时，如托物状，呼气时，如放物状，反复5~10次。收功时，两脚徐徐伸直，左脚收回，两足并拢，呈直立状。

注意在下蹲的时候尽量一遍比一遍蹲得深。此动作可增强腰腹和下肢力量，有强腰固肾的作用。

9.青龙探爪式

口诀：青龙探爪，左从右出；修士效之，掌平气实；力周肩背，围收过膝；两目平注，息调心谧。

动作：两脚开立，两手成仰拳护腰。右手向左前方伸探，五指捏成勾手，上体左转。腰部自左至右转动，右手亦随之自左至右水平划圈，手划至前上方时，上体前倾，同时呼气；划至身体左侧时，上体伸直，同时吸气。然后左右交换，动作相反。连续5~10次。

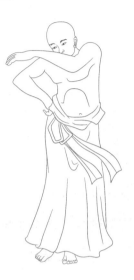

此动作通过转身左右探爪及身体前趋，可使两肋交替松紧开合，可以改善腰部和下肢肌肉的活动功能。

10. 卧虎扑食式

口诀：两足分蹲身似倾，屈伸左右腿相更；昂头胸作探前势，偃背腰还似砥羊；鼻息调元均出入，指尖着地赖支撑；降龙伏虎神仙事，学得真形也卫生。

动作：脚向右跨一大步，屈右膝下蹲，成右弓左仆腿势；上体前倾，双手撑地，头微抬起，目注前下方。吸气时，同时两臂伸直，上体抬高并尽量前探，重心前移；呼

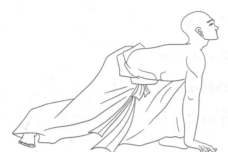

气时，同时屈肘，胸部下落，上体后收，重心后移，蓄势待发。如此反复，随呼吸而两臂屈伸，上体起伏，前探后收，如猛虎扑食。动作连续 5~10 次后，然后换左弓右仆脚势进行，动作如前。

此动作通过前扑后仰、胸腹部的伸展，可活动关节，调和全身气血，同时也有强健腰腿的功效。

11. 打躬式

口诀：两手齐持脑，垂腰至膝间；头惟探胯下，口更齿牙关；掩耳聪教塞，调元气自闲；舌尖还抵腭，力在肘双弯。

动作：两脚开立，脚尖内扣。双手仰掌缓缓向左右而上，用力合抱头后部，手指弹敲小脑后片刻（用食指弹拨中指，击打枕部七次，这个动作又叫鸣天鼓）。配合呼吸做屈体动作；吸气时，身体挺直，目向前视，头如顶物；

呼气时，直膝俯身弯腰，两手用力使头探于膝间做打躬状，勿使脚跟离地。根据体力反复 8~20 次。

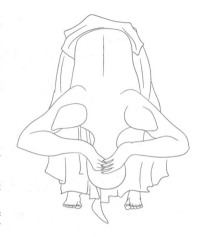

此动作主要是通过身体的舒卷，脊柱的节节拔伸来锻炼身体。注意打躬的幅度一遍比一遍深，直到自身条件的极限，动作不能太快，双腿不能弯曲，整个动作过程中要保持体松心静。

12. 掉尾势

口诀：膝直膀伸，推手自地；瞪目昂头，凝神一志；起而顿足，二十一次；左右伸肱，以七为志；更作坐功，盘膝垂眦；口注于心，息调于鼻；定静乃起，厥功维备。

动作：两腿开立，双手仰掌由胸前徐徐上举至头顶，目视掌而移，身立正直，勿挺胸凸腹；十指交叉，旋腕反掌上托，掌以向上，仰身，腰向后弯，目上视；然后上体前屈，双臂下垂，推掌至地，昂首瞪目。呼气时，屈体下

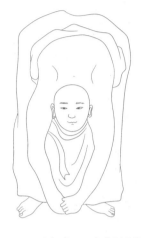

弯，脚跟稍微离地；吸气时，上身立起，脚跟着地；如此反复21次。收功：直立，两臂左右侧举，屈伸7次。

此动作通过体前屈和左右转头扭臀的相向运动，可调和全身气脉，强化背部肌肉力量，改善脊柱各关节的功能。

这十二式便是易筋经的基本动作要领，易筋经并不能赐予练习者飞天遁地的本领，但是易筋经以形体屈伸、俯仰、扭转为特点，使全身经络、气血通畅，五脏六腑调和，精神充沛，生命力旺盛，达到了"伸筋拔骨"的锻炼效果。尤其对青少年来说，这种方法可以纠正身体的不良姿态，促进肌肉、骨骼的生长发育。

一百年前，旧中国国贫民弱，帝国列强轻蔑地称我们中国人为"东亚病夫"。今天，我们的国家日渐繁荣昌盛，而作为祖国未来的栋梁，同学们更应该多锻炼身体，摆脱手机、电脑游戏，让自己身强体壮，再也不让外国人视我们为"病夫"。

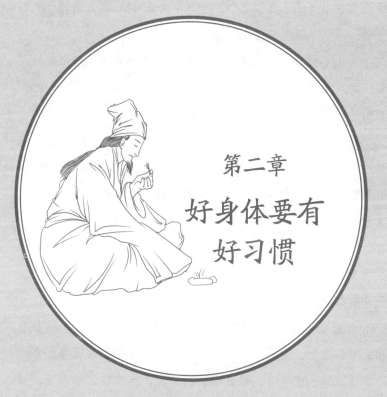

第二章

好身体要有好习惯

　　一入宫门深似海。在古代，那些高高在上，自诩为天子的皇帝看起来权力巨大，荣耀无比，虽然锦衣玉食，生病了有太医院的太医照料，但却是历史上最不幸的一群人。

　　或是因为政治斗争，或是因为纵欲过度，或是因为忽染疾病，导致古代皇帝的平均年龄都不太高。

　　有研究表明，中国皇帝的平均年龄只有20多岁，宋明两代政治秩序较好，皇帝大都是善终，然而平均寿命仍低于社会平均水平。两宋十八位皇帝,平均年龄才44.6岁。明代十六位皇帝,平均年龄也仅仅42岁。

不过,在历代众多皇帝中有一位最长寿的,他便是乾隆皇帝,足足活了89岁。他经历了康熙、雍正、乾隆、嘉庆4朝,享受了七代同堂的天伦之乐。

究其原因,则是乾隆皇帝一直保持着良好的生活习惯。乾隆一天的作息很有规律,一般他会在早上6时起床,然后洗漱、用早膳。上午处理政务,和大臣们议事;午后游览休息;晚饭后看书习字,作文赋诗,然后就寝。而且乾隆皇帝经常锻炼,自幼习骑射,曾在避暑山庄几次皇家射箭比赛中大显身手。当上皇帝后,更以骑射为乐,直到他80岁高龄时还去行围狩猎。骑马射箭的活动量很大,无疑是一种锻炼身体的好办法。

乾隆皇帝曾将自己长寿的秘诀总结为"吐纳肺腑,活动筋骨,十常四勿,适时进补",而"十常"就是生活中需要经常做的事情,即:齿常叩,津常咽,耳常弹,鼻常揉,睛常转,面常搓,足常摩,腹常运,肢常伸,肛常提。

好习惯是健康的开始,养成良好的健康习惯才能拥有好的身体,而乾隆皇帝所说的"十常"就是要在生活中经常保持的锻炼习惯。

同学们,让我们一起跟着乾隆皇帝来锻炼吧!

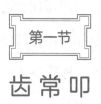

第一节

齿常叩

古谚语曰:"晨起,叩齿三百响,齿坚固。"中医认为,"齿为骨之余","肾主骨生髓"。

肾为先天之本,生命之源。经常叩齿,可以刺激肾精活跃,使肾中精气充沛。唐代著名医学家孙思邈在他的《养生记》中记载:"清晨一盘粥,夜饭莫教足,撞动景阳钟,叩齿三十六。"说明叩齿锻炼法由来已久。

牙齿看着无血无肉,但其实牙腔内含有由血管等组织构成的牙髓,相当于是牙的营养通道。我们通过叩齿振动牙髓及牙床,可以加速血液循环,改善牙齿的营养供应,使牙齿更坚固。现代医学认为,经常叩齿可以增加牙齿的自洁作用,发挥咀嚼运动所形成的刺激,兴奋牙体和牙周组织的神经、血管和细胞,增强其抗病能力。

叩齿的方法是：早晨醒来后，先不说话，心静神凝，摒弃杂念，全身放松，口唇微闭，心神合一，闭目，然后使上下牙齿有节奏地互相叩击，铿锵有声。先叩两侧大牙60次，再叩门牙60次，每日2~4遍。力度要适当，可根据牙齿的健康程度量力而行。

现在人类的食物越来越精细，不需要怎么咀嚼就可以消化。但是，牙齿就像是身体的零件，长期不用就会荒废，使得咀嚼器官不能充分发挥作用，而叩齿正可弥补这方面的不足。此法简便易行，随时随地可做，实践证明效果良好。一千多年前的医家陶弘景，史书记载其年过八旬，牙齿依旧完好有力，他的主要健身方法就是叩齿法。

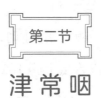

津 常 咽

"叩齿"和"吞津"是一套连贯的锻炼方法。在叩齿的过程中一般会形成唾液,而古人会随即把唾液吞下,而不是作为无用之物吐掉。

现代很多人把唾液看成不洁净之物,其实唾液属于中医所指的"津液"范畴。中医认为,津液起着滋润和保护组织器官、营养机体、调节阴阳平衡的作用,古人更是毫不吝啬地赐予它"金津玉液"的美名。

口腔中的唾液分为两部分:清稀的为涎,由脾所主;稠厚的为唾,由肾所主。肾和脾生成唾液,同时也为唾液所滋养。如果你尝试每次把口里分泌的唾液吐出来,不到半天的时间,你就会觉得口干舌燥、腰部酸软、身体疲劳。所以,"鼓漱咽津"也是一个很重要的锻炼方法。

具体做法是：早晨叩齿完毕后，用舌在口腔内贴着上下牙床、牙面搅动，先左后右，先上后下，依次轻轻搅动36次。当感觉有津液（唾液）产生时，不要咽下继续搅动，等唾液渐渐增多后，以舌抵上腭1~2分钟，可促使唾液腺分泌，聚集唾液。待口中唾液满时，鼓腮含漱36次。漱津后，将口中津液分3小口徐徐咽下。

注意搅动的时候力度要柔和自然，必要时可按摩齿龈，改善局部血液循环，加速牙龈部的营养血供。

长期练习鼓漱咽津，不仅对消化系统有益，还具有滋补增津、强身健体的作用。现代人的饮食中，川菜、湘菜很受欢迎，但这些菜系多辛辣之味，容易耗损津液，而"鼓漱咽津"的方法可以滋阴，阻止五脏邪火上炎。现代医学也认为，唾液中除了99%的水，还含有黏蛋白、球蛋白、氨基酸、尿素、尿酸、唾液淀粉酶、溶菌酶等多种有机物，具有滋润、杀菌、引起味觉、清洗口腔等多种作用。

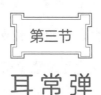

耳常弹

人的耳朵长得非常有意思，就像是我们小时候在母体子宫内的形状，恰如一个倒垂的胚胎。

在现代生物学中，有一套"生物全息理论"，就是人体每个相对独立的部位，耳朵、头部、手、足、躯干等等，都是整体的缩影。在这些局部器官里面，跟同名脏腑器官相对应的部位，就是这个脏腑器官的全息穴区。全息穴区和同名脏腑器官有着一枯俱枯、一荣俱荣的对应关系。

这就如同镜子的原理，用一整块镜子可以照出我们整个身体。如果把镜子打碎，其中的任意一块也能照出我们身体的全部。而人体的耳朵就是这样一块能照全我们全身的"破碎镜子"的其中一块。人体的健康状况可以从耳朵得知，也可以通过信息传导，起到全身保健的作用。

中医认为"肾开窍于耳",补肾即可聪耳,健耳可以强肾。何况肾主藏精,特别是"先天之精"贮藏于肾中,肾主宰人体生长、发育、生殖及水液代谢。经常弹耳可以"牵一发而动全身",这也是乾隆皇帝把"弹耳"列为"十常"的重要原因。

如何弹耳?大家可以先用双掌心分别按住两耳,紧压6秒后急放手,以产生轻度弹响声,反复做6次。

然后,以掌心前后摩擦耳郭反面10余次,用拇、食指上下摩擦耳轮部10余次。

随后,双手掌心紧按两耳孔,两手中指放在脑后枕骨上,食指压在中指上,然后顺势迅速滑下弹叩后脑部,反复弹击15~20次。施行本法时,因耳中如闻击鼓之声,亦称"鸣天鼓""将军击鼓"。

最后,再对全耳进行一次"总动员"。先用拇指、食指先向上提拉耳顶端10余次,再用拇指、食指夹捏耳垂部向下再向外揪拉,并摩擦耳垂10余次,紧接着再用食指指腹摩擦耳朵其余部分10余次,使之发热。

通过该练习,可以达到调补肾元、强本固肾之效。长期练习，对耳鸣、听力下降、眩晕有改善作用。不过需要提醒的是，如果患有急性中耳炎，则禁用此法。因为中耳腔炎症会导致水肿等，上述方法会造成中耳腔压力异常而出现耳痛。

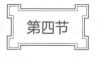

鼻常揉

中医认为"肺开窍于鼻",肺主呼吸,而鼻子就是肺与外界空气相互交流的通道,《黄帝内经》中称它为"气之门户"。

我们知道,两军交战首先要做的就是攻破对方的城门,而鼻子就是身体的"城门"。鼻子是与六淫之邪交流最多的一窍,故感受外邪的机会也最多。风、寒、暑、湿、燥、火等外邪入侵,最先表现出症状的就是鼻子,出现鼻塞、鼻涕、嗅觉失灵。

现代研究证实,鼻腔既是人体进行新陈代谢的重要器官之一,又是防止致病微生物、灰尘等脏物侵入的第一道防线。俗话说"城门失火,殃及池鱼",所以平日里对鼻的保健非常重要。经常揉鼻子及其穴位,不仅可改善鼻部的血液循环，而且还能养肺、宣肺通窍，有助于机体新陈代谢。

那么，都有哪些按揉鼻子的方法呢？

抹全鼻：用两手食指或右手拇、食指指面分别放在鼻两侧搓擦，从目内眦（睛明穴）下、鼻根、鼻梁、鼻翼至鼻下孔旁（迎香穴），用力均匀，上下搓擦100次。此方法适合易罹患感冒或是鼻炎等呼吸系统疾病患者，坚持每天搓全鼻，能增强身体的免疫功能，减少患病机会。

推擦鼻梁：用右手食指指面放在鼻尖处，以顺时针和逆时针方向交替揉动，由鼻尖向鼻根，再由鼻根往鼻尖揉，上下来回揉动，反复20~30次。用手指或弯曲拇指的指节背部揩擦鼻旁两侧，自迎香至鼻根部，反复20~30次。

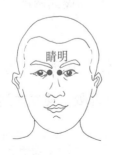
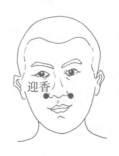

《杂病源流犀烛·鼻病源流》引《养性书》："常以手中指于鼻梁两边，揩二三十遍，令表里俱热。所谓灌溉中岳，以润于肺也。"而文中所说的"灌溉中岳"指的便是推擦鼻梁，此方法适合经常鼻塞或过敏性鼻炎患者，在症状还未明显发作之前，每天做10~20次，持之以恒，可以缓解病症。

擦鼻根：鼻根又名下极，俗称鼻梁、山根。用拇指与食指轻轻捏起鼻根，再用食指快速来回擦鼻根约20次，使鼻根略红即可停止。

此方法适合眼睛近视、眼镜不去的同学。长时间戴眼镜，眼镜会压迫鼻根，造成血液运行不畅，长时间如此，还会导致鼻根塌陷，影响美观。而每堂课下来，摘下眼镜，擦擦鼻根，让鼻梁放松放松，会带来意想不到的效果。

拿鼻翼：用拇指与食指同时放在鼻翼两侧，轻轻拿起鼻翼然后放下，反复做20~50下。

鼻孔之上称方上，现称鼻翼，中医理论认为，鼻翼可以反映胃肠道的状况，通过按摩此处，使气血运行通畅，以调整脾胃功能。

捏鼻孔：用食指放在鼻孔内，食指与拇指一起捏鼻孔，一捏一放，用力均匀，每分钟约60次，至鼻有酸胀感为止。用食指、中指分别深入两鼻孔，夹住鼻中隔轻轻揉捏。此法对过敏性鼻炎、鼻塞，能有不错的效果。

古人将揉鼻形象地称为"浴鼻"。正常都是用鼻呼吸空气，空气中的灰尘与细小的微生物被鼻毛阻隔在鼻腔中，容易造成鼻腔有异物，通过揉鼻子可以促进鼻内血液循环，快速排出异物，就像是给鼻子洗澡一样。现代医学认为鼻道不通畅往往是血管收缩、鼻内分泌物太多的缘故。此外，经常擦鼻两侧可使鼻腔血流通畅，温度增高，从而可使吸进的空气变温，使肺脏不受冷空气的刺激，免除咳嗽，预防感冒。

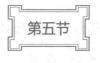

腿常运

健康谚语说"管住嘴，迈开腿"。在中医学理论中，人体内从头到脚分布着很多经络，其中许多都行经腿部。所以，腿部对人体来说尤为重要，对双腿的维护是维持人体健康的重点工程。

提起"腿常运"，很多人运腿的方法就是跑步、跳跃等这些剧烈运动，其实不然。本书所讲的是锻炼方法，而不是运动方式，此处所讲的方法可以让你原地不动，就能很好地锻炼腿脚。

第一步干洗腿：以手掌稍用力从大腿向下按摩，一直到足踝，然后再从踝部按摩至大腿根。随后用同样的方法按摩另一条腿，重复10~20遍。这可以预防长时间久坐引起的静脉曲张、下肢水肿及肌肉萎缩等。

第二步揉腿肚：以手掌尽量握住小腿，然后旋转揉动，每侧揉动 20~30 次为一节，共做 6 节。此方法能疏通血脉，增强腿的力量。

第三步甩小腿：双腿悬空，先向前甩小腿，使脚尖向前向上翘起，然后再努力向后甩动，一次甩 80~100 次为宜。

第四步揉双膝：屈膝微微下蹲，双手放在膝盖上，先顺时针方向揉动 10 次，然后再逆时针方向揉动 10 次。

第五步扳足趾：坐在床上，两腿伸直，低头，身体向前倾，用双手扳足趾 20~30 次。此法能强腰腿，增脚力。

第六节

面 常 擦

看人先看脸，我们观察一个人最先注意到脸。脸色能够反映人体的健康状况，比如我们常说"某人面色差"或者"面色苍白"等等，面色就等于人体健康的一面镜子。

《黄帝内经》告诉我们，人的"十二经脉、三百六十五络，其血气皆上于面而走空窍"。面部是人体血管最为丰富的地方之一，而经常按摩面部，可以起到祛风散寒、调理血气、明目醒脑的作用。现代研究表明，刺激面部可以有效地促进毛细血管活性，保持皮肤的弹性，增强人体的抵抗力。

而古人总结了一套按摩面部的方法，就是"干洗脸"。这个方法来源于元代专门负责宫廷养生的太医忽思慧写的一部影响巨大的养生著作，叫《饮膳正要》，其中说："凡夜卧，两手摩令热，摩面，不生疮点。一呵十搓，一搓十摩，久而行之，皱少颜多。"

干洗脸，顾名思义就是不用水洗脸，具体方法是：

第一步：两手掌心对搓，至两手发热。

第二步：两手掌心紧按两腮下部，手指向上，两个中指分别按紧鼻两侧，向上搓擦。

第三步：经过双眼到上额时吸气，改变方向，右掌在前，手指向左，左掌在后，手指向右，继续搓擦，经过头顶到后项时，呼气。

第四步：两掌分开，右掌沿右脖颈，左掌沿左脖颈，回到两腮下部。

完整做完为 1 次，做 15~20 次为宜。

注意干洗脸的时候不要用力去搓，这样会损伤皮肤，应将手一直紧紧地贴在脸上，使脸的皮下组织随着手的活动而活动。中医认为，人的面部其实是人体的缩影，五脏六腑对应着面中部，四肢对应着面颊外侧的中下部。比如《黄帝内经》中记载"左颊为肝，右颊为肺，额为心"等。干洗脸就等于给我们的五脏六腑做了一次系统性按摩。只要坚持下去，脸上就不会起雀斑、痤疮、疖子之类的东西，原有的疮点和皱纹也会渐渐消失，让我们的脸蛋红润光泽。

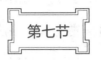

第七节

足常摩

俗话说"人老先老脚","树枯根先竭，人老脚先衰"。我国历代医学家、养生家非常重视"搓脚心"的养生方法。这是因为，脚心处分布着一个十分重要的穴位，叫"涌泉穴"，它是足少阴肾经的起点，具有一定的保健价值。针灸或按摩此穴，具有滋阴补肾、颐养五脏六腑的作用。

中医认为"肾是先天之本"，肾就像是大树的根本，起着至关重要的作用。《黄帝内经》上说："肾出于涌泉，涌泉者足心也。"意思是说，肾经之气犹如源泉之水，来源于足下，涌出灌溉周身四肢各处。所以，涌泉穴在人体养生、防病、治病、保健等各个方面有着重要作用。

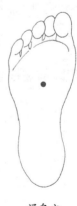

涌泉穴

　　而按摩足底就是按摩涌泉穴，是补肾的一种重要手段。搓揉脚心在每晚睡前进行，先用热水泡脚后坐在床边，然后将左腿屈膝抬起，放在另一条腿上，脚心歪向内侧，随后用右手拇指按摩左脚脚心，以 80~100 次为宜，然后再反过来，以左手拇指按摩右脚脚心。

　　按摩后，需在 30 分钟内饮用一杯 50℃的温开水，这样有助于借助肾气充盈的时刻将身体内的脏污排出去。

　　现代科学家把脚掌称为"人的第二心脏"，因为脚掌分布着许多血管，所以搓脚心能使脚部毛细血管扩张，血液循环加快，供给脚部更多的养料和氧气，使腿脚的新陈代谢旺盛，力量增加，行动矫健有力。而且脚心上有许多神经直接通入大脑。搓脚心时刺激脚心神经，使大脑感到舒适轻松，大家白天学习了一天，身体和大脑都非常疲劳，每晚睡前搓搓脚心就能使疲劳消除，让睡眠又香又甜。

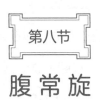

腹常旋

我们的肚子就像是一个巨大的容器，容纳了五脏六腑，同时也容纳了诸多病邪。中医讲"诸般病邪居腹内"，任何疾病，无论是外感还是内伤，形成的各种有形或无形之邪停留于腹部脏器之中，都会造成人体气机的紊乱，影响气的升降出入，进而导致脏腑生理功能失调。

由于脏腑阴阳和气血津液的失调，在腹部又会形成气滞、血瘀、水湿、宿食等病理产物，这些病理产物存于腹中，就像是定时炸弹，随时都有爆炸的可能。而通过按摩腹部，可以直接或者间接地施治于人体的脏腑组织，从而清除滞留于人体脏腑等组织器官内的病邪，达到调畅气机、平衡阴阳，改善和提高脏腑生理功能的作用。

而"腹常旋"就是我们常说的揉腹，只有揉摩腹部才能使腹"旋"起来。我国唐代名医、百岁老人孙思邈也曾写道："腹宜常摩，可去百病。"

按摩腹部一般选在入睡前和起床前进行，排空小便，清洗双手，取仰卧位，双膝屈曲，全身放松。以肚脐为中心，左手按在腹部，手心对着肚脐，右手叠放在左手上。先按顺时针方向，绕脐揉腹 100 次，再逆时针方向按揉100 次，按揉时，用力要适度，精力集中，呼吸自然。

中医认为，人体的腹部为"五脏六腑之宫城，阴阳气血之发源"，其中脾胃为人体后天之本，能维持人体正常的生理功能，只有通过脾胃的升清降浊，方能使气化正常，健康长寿，而揉腹则能增强脾胃的功能。现代医学还认为，揉腹可增加腹肌和肠平滑肌的血流量，增强胃肠内壁肌肉的张力及淋巴系统功能，使胃肠等脏器的分泌功能活跃，从而加强对食物的消化、吸收和排泄，明显地改善大小肠的蠕动功能，防止和消除便秘。而排便就是排除身体的毒素，肚子里没有病邪，自然无毒一身轻，只要大家持之以恒，一定会收到明显的效果。

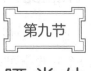

腰 常 伸

不知道大家留意过没有，不满周岁的小婴儿在不会翻身之前，自己躺一会儿就会不自觉地伸腰蹬腿，你们知道为什么吗？

这是因为，孩子躺久了会导致血液循环不畅，引起躯体的不适感，通过伸懒腰的动作可以促进血液循环的改善。其实，我们坐久了，也会有意识地伸伸腰，这样不适的感觉就会消失，还感到非常的舒服。

中医认为"腰为肾之府"，府就是房子的意思，我们现实中的房子，需要定期修缮，而肾的房子也需要经常保养。保养的方式也非常简单，不需要我们像打扫屋子一样费多大力，只要像"懒猫伸腰"常舒展舒展腰部就可以了。

比如我们长时间坐在座位上学习感到疲惫、腰部不适的时候，就可以把椅子向后挪挪，双腿向前伸直，脚尖向着身体的方向回钩，脚跟蹬地，同时把双手十指交叉相扣，手心向天空的方向翻转，手臂伸直，尽量充分向上延伸，保持这个姿势5~10个呼吸就可以了。然后做10~20次。

别小看这个动作，当我们腿伸直、脚尖向回钩的过程中，可以拉伸到膀胱经，能加速膀胱经排毒。膀胱经贯穿腰背和腿部，平时因为久坐所感觉到的背部沉重、腰部酸痛、小腿酸累都与这条经络气血不通有关，腿伸直脚尖向回钩就能激发膀胱经，缓解腰背和腿部的酸累。而双手向上伸展，能拉伸到体侧的肝胆经，肝胆互为表里，肝又主气，肝胆经就像是电梯的按钮，只要我们轻轻一按，就能把所有脏腑的阳气提升起来，活力自然提升。

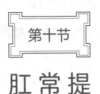

肛 常 提

明代医家张景岳说："（肛门）虽储糟粕固由其泻，而脏气升降亦赖以调，故为五脏使。"

绝大多数的人只认为，肛门无非是排泄大便的地方，其实中医认为，肛门处不仅有气的变化，而且气一足还能化成精。如果这个地方把守不严，精气就会跑出来，精气往外跑，生命就没有能量，一切都力不从心。

所以，古人特别注意对肛门闭合能力的锻炼，中医上叫"闭地户"，意思就是关闭下边的门户。而"闭"的诀窍就是要把肛门往上提，目的是收提肛门以保元真之气内藏。我国古代长寿秘方《养生十六宜》中就提到"谷道宜常提"（谷道指肛门），孙思邈也提出"谷道宜常撮"（撮，即提缩也）。意思都是说，经常随呼吸做提肛运动，有利于体内气机的升降，以促进体内气血的运行。

中医认为，经常提肛门有助于升提阳气、通经活络、温煦五脏而延年益寿，并能防治脱肛、痔疮等疾病。那到底如何操作呢？

具体的提肛方法是：两腿分立与肩同宽，两手并贴大腿外侧，两眼正视前方，全身放松，以鼻吸气，缓慢匀和，吸气的同时，用意提起肛门，包括会阴部，肛门紧闭，小肚及腹部稍用力同时向上收缩。稍停，放松，缓缓呼气。呼气时，腹部和肛门要慢慢放松。这样一紧一松，做20~40次。每日早晚各一遍。

此外，此方法还可以采用坐、卧等多种姿态进行，只要使用意念将肛门上提，做肛门上收的动作即可。需要提醒的是，锻炼时不要紧绷腹、臀及腿部肌肉。只要坚持数月，就可以收到明显效果，感觉自己精力充沛、排尿有力。

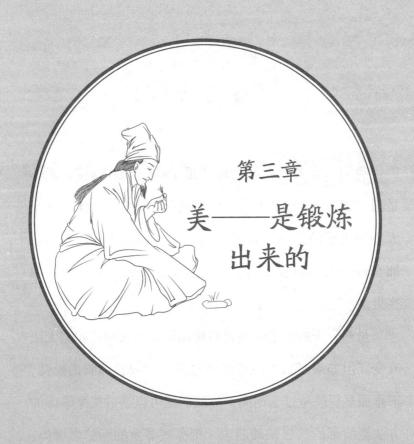

第三章

美——是锻炼出来的

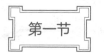

三步瘦出瓜子脸

我们形容美女，都是用"瓜子脸""鹅蛋脸"，而不是用"长方脸"，或者是"四方脸"。精致的小脸是每个人心中理想的脸型，相较于圆脸或者是国字脸，如果能拥有俊俏的小脸蛋或者有个玲珑的尖下巴，就会显得漂亮很多。

虽然先天的脸部骨骼是打娘胎里带出来的，我们无法改变。但如果是由于脸部脂肪过多而造成脸部肌肉松弛、下垂而显得脸型过于饱满，那我们则可以通过按摩锻炼的方法把脸部的气血调动起来，把那些多余的脂肪燃烧掉，这样便可以改善脸型，打造精致有型的漂亮脸蛋。

那具体如何操作呢？

第一步：用清水把脸部清洗干净，然后在脸上涂抹一些爽肤水或者是保湿霜，使皮肤不至于太过干燥而导致按摩中有拉扯感和紧绷感。

第二步：把两手的食指和中指放在两边的迎香穴上，然后往两侧颧骨处推，直至推到耳朵前的凹陷处，此处即为听宫穴，然后在此穴上按揉5下，再按此路线用指肚按揉回到迎香穴处，在迎香穴也是停留按揉5下。完整做完一遍为1次，可以做30~50次。

迎香穴在鼻翼外缘中点旁开，当鼻唇沟中处。"迎"即是迎接的意思，"香"指的是脾胃传送过来的食物精气。按摩此穴，可以让脾胃转过来的营养物质尽快吸收，促进脸部的气血循环，不至于使脸部营养过剩，脂肪堆积。

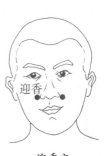

迎香穴

听宫穴位于头部侧面耳屏前部，平行耳珠缺口的凹陷处。"听"，闻声也。"宫"，宫殿也。按摩此穴可以缓解耳鸣、头晕、目眩，还可以提拉脸颊的肌肉。

第三步：用双手的食指和拇指捏着

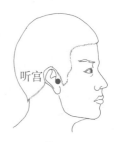

听宫穴

颧骨后下方、耳垂前上方的部位，用拇指从上往下，食指从下往上按揉，做 30~50 次。

做这个按摩，你会感觉到脸部红红热热的，好像是有脂肪在燃烧一样。长期坚持不但能达到瘦脸效果，还能每天神清气爽、精神百倍。

以后走入社会，实力很重要，而高颜值却可以为你"锦上添花"，如果你们在明明可以靠颜值吃饭的情况下，竟然靠实力，那听起来不是一件很酷的事情吗？

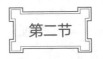

第二节

瘦出大长腿的秘诀

现在在年轻人圈子里流行一个词叫"长腿欧巴"。而对于长腿的界定，一个是腿长，一个是腿细，两者密不可分。一般腿细就会显得腿长，而腿长自然就会腿细。

不管是男生还是女生，大家都喜欢修长型的腿，因为这样看上去身材更加修长而挺拔。但是呢，因为学生群体平常久坐，腿部活动的机会少，容易造成脂肪堆积，这就使很多人长出了"大象腿"，实在是影响美观。

一般来说，腿部显得粗壮主要分两个类型。一类是因为全身肥胖而"水涨船高"，这一类属于"脂肪腿"，变细其实相对简单，当务之急是把体重降下去，把身体脂肪的总量减下去，慢慢改变肥胖体质，消除腿部赘肉。第二类呢就属于"肌肉腿"，这类同学本身身体并不肥胖，但是因为运动而肌肉发达，也就是我们常说的肌肉结实，一用力，腿部肌肉就像是铁疙瘩一样捏都捏不动。

俗话说，"减肥难，减腿更难"。而这里所说的"减腿难"就是指减"肌肉腿"。对于肌肉腿来说，因为已经没有脂肪可供燃烧了，所以常规剧烈的运动反而会进一步紧固肌肉，让肌肉更加发达。

对于这一类，最好的办法是通过按摩来缓解肌肉紧张，用中医锻炼的方法塑造修长美腿。具体方法是：

第一步先按摩腿部，让腿部肌肉充分放松。取适量的按摩霜或者各种有润滑作用的乳液涂在腿上，然后用手掌按摩，先从小腿开始，自上而下反复摩擦。然后再反复摩擦大腿，并针对皮下脂肪较多的地方用拇指重点按压摩擦。这样做，是为了让双腿肌肉充分放松。

第二步先将左手向上举起，右手放在臀部后面，腰部向右后方大幅转动，维持此姿势不动；然后双腿大幅打开，挺直背部，身体向右侧下弯，左手仍向上举，右手手肘以下贴在右脚后侧的地面上。随后再反过来，右手举高做一遍。每左右做一遍为一组，可以做30~60组。

第三步身体屈曲，打开手掌，从脚腕处，左右手交替地用掌心往上轻擦小腿肚。做 3~5 分钟后，双手包围着小腿，拇指放于小腿内侧，利用指腹刺激小腿内侧的肌肉，到达小腿肚的位置，指腹轻轻施压，点按刺激穴位。随后，再以同样的方式按摩小腿外侧，在小腿肚的地方，左右拇指施力按压，打通经络，然后按摩至大腿根。这一套动作可以做 20~30 分钟。

世界上没有任何一件事情可以一劳永逸，"瘦腿"也是这样，想要达到效果，就不能三天打鱼两天晒网，要长期坚持下去，这样才能日久成功。另外，还需要调整平时的饮食结构，用低脂肪、高纤维的食物代替高脂肪、低纤维的精细食物，比如多吃蔬菜和水果，少吃汉堡等。

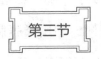

第三节

苗条曲线动出来

俗话说，"一白遮百丑，一胖毁所有"。肥胖是每一个人不愿意面对的伤痛。

随着农业技术的发达，我们的饮食结构越来越多样化，现在的人们一年四季都能吃到各式各样的食材，而且肉制品非常丰盛，再也不是以前只有过年才能吃上肉的年代了。

福祸相依，我们在享受物质的时候，精神上却面临着另外一种压力，那就是体重器上不断飞升的数字。而且不少家长，也以吃牛排、汉堡、炸鸡腿等作为奖励孩子的手段，这些食物多是高热量、速生类食物，并不健康。

有研究显示现代大部分学生群体都营养过剩，超重甚至肥胖的学生越来越低龄化了。

有些家长认为肥胖就是"发福",而且随着生长发育以后自然就瘦下来了。其实不然,肥胖并不会自行消失,而且长期肥胖会引起血脂、血糖升高,造成内分泌紊乱,所以肥胖有百害而无一利。

如何摆脱肥胖,最有效的办法就是锻炼,具体方法如下。

1. 下蹲法锻炼

下蹲法是一项全身的运动,其基本动作要领为:两脚并拢,周身中正,重心放在前脚掌上,含胸收腹,全身放松,头不可后仰、不可倾斜,始终将两腿并拢,彻底蹲下后再缓缓立起,如此反复多次。

一般来说,蹲一次以 30 个为一组,多多益善。健身锻炼时间要在 15 分钟以上,或感觉身体发热、微微出汗即可。当然,下蹲锻炼也要讲究循序渐进,逐步加码,如第一次只蹲 30 个,过几天再蹲至 60 个,以后逐步增加数量。要持之以恒,坚持不断,肯定对健身大有裨益。

2. 爬楼梯锻炼

国外有人把登楼称为"运动之王"。上下楼梯可以增强腰部和腿部肌肉的力量，保持关节的灵活性，使双腿变得强劲有力。上下楼梯是全身运动，可以加速血液和淋巴循环，增加冠状动脉的血流量，并使肺活量增大。

青少年体质好者可一步两个台阶快速上爬，上楼时上体微前倾、屈膝抬腿，前脚掌落在台阶中部，落稳后随即蹬伸支撑腿向上迈步；下楼时身体略后仰、肌肉放松，左右前脚掌交替落在台阶中部。以锻炼 30 分钟以上为宜。

3. 平板支撑

平板支撑可以有效地锻炼腹横肌，被公认为训练核心肌群的有效方法。这个动作还可以塑造腰部、腹部和臀部的线条，让你的形体更加好看。

锻炼方法是，俯卧，双肘弯曲支撑在地面上，肩膀和肘关节垂直于地面，双脚踩地，身体离开地面，躯干伸直，头部、肩部、髋部和踝部保持在同一平面，腹肌收紧，盆底肌收紧，脊椎延长，眼睛看向地面，保持均匀呼吸。每组保持 30 秒，每次训练 4 组，组与组之间间歇不超过 20 秒。

锻炼时一定要注意肘关节和肩关节都要保持直角，任何时候都保持身体挺直，并尽可能最长时间保持这个姿势。

以上所有的锻炼方法都要进行 30 分钟以上，因为锻炼的前 30 分钟，消耗的是身体内的水分和糖分，30 分钟后才会开始消耗脂肪。水分和糖分减少只能暂时减轻体重，而只有消耗脂肪才能真正达到减肥的目的。这就好比前 30 分钟花的是钱包里的现金，30 分钟后刷卡花的才是银行里的存款。

世界上没有无缘无故的爱，当然也没有无缘无故的"胖"。人体的肥胖，遗传因素只占了 20%，剩下的 80% 都是人为因素造成的，简单来说就是"好吃懒做"。相信只要大家能改掉这个坏习惯，管住嘴，迈开腿，就可以瘦成"一道闪电"。

第四节

小女生别心烦，这样做没有小肚腩

在古代，肚子上长肉那是有福气的表现，比如称大肚子为"罗汉肚"或者是"将军肚"，说明这户人家里吃喝不愁。但是现在就不一样了，拥有小肚腩不但影响形体美观，而且最重要的是影响健康。

就整个身体而言，腹部是最容易出现脂肪堆积的地方，大部分人都是先胖肚子。从中医理论来讲，这是因为腹部是承载五脏六腑的地方，最重要的是胃在人体的腹部，食物收纳于胃，而输送不走的那部分过剩的营养就在胃部周围的组织堆积，如果越积越多，则会导致腹部积土成丘。

就现代研究而言，腹部的肌肉是平滑肌，这类肌肉属于传说中的"吃货"，特别是对脂肪毫无抵抗力，来者不拒，这就是腹部容易出现小肚腩的原因。

平日里可以多进行一些针对腹部的锻炼，这里有一套锻炼方法可以方便大家晚上睡觉之前在床上练习。

具体是，晚上洗漱完毕后穿着宽松的睡衣，然后平卧在床上，双腿并拢、伸直。运用腰腹部力量，尽可能使双腿上举，使腰背和臀部离开床板向上挺直，然后慢落，反复进行 30~60 次。

然后双手抱于头后，身体伸直或屈膝，连续做起、躺动作，反复进行，次数视个人的情况而定。

最后，运用腰腹部力量向上举腿，同时双臂向前平伸、屈体，使双臂和两腿在屈体过程中相碰，连续进行。这个动作也是做得越多越好。

所有动作完成之后，将手按在腹部，先顺时针方向转圈按揉 30 圈，再逆时针方向转圈按揉 30 圈。

中医认为腹部为"五脏六腑之宫城，阴阳气血之发源"，揉腹其实就是对腹部的一种按摩，通过上下左右按摩可以"去旧生新"。现代医学研究则指出：揉腹可使胃肠及腹部肌肉强健，促进血液和淋巴液的循环，有利于肠蠕动和消化液的分泌，使食物能充分地消化、吸收、排泄。

揉腹之后再喝一杯温开水就可以安然入睡了，腹部的脂肪就在睡梦中悄无声息地随着水液流到大肠，第二天早上随着粪便就排出去了。

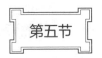

男女驼背都不好

早在很多年前，一部名为《宰相刘罗锅》的电视剧让风趣幽默、充满智慧的驼背刘墉风靡大江南北。但是现实中谁要也有点驼背，那就不是什么令人开心的事情了。

驼背是老年人的一种正常生理现象，中医认为，肾主骨生髓，随着日渐年老，肾气衰微，脊柱无法支撑起人的身体，进而就形成了驼背。

但是目前，越来越多的青少年渐渐也出现了驼背现象。有家长反映，孩子完全是被学业这座大山压弯的腰。事实确实如此，青少年一天中三分之一的时间都是坐在桌子前弓着背看书学习。而青少年的骨骼尚没有定型，时间久了就像是一根钢筋被硬生生地压弯了一样。

无论何种原因引起的驼背，均会影响姿态美观，严重的还会导致胸廓变形、胸腔变小，影响循环及呼吸系统功能，妨碍日常生活。

不过大家放心，青少年的驼背除了遗传及损伤性病变，大部分都可以通过锻炼矫正过来，具体方法有：

1.事先找一把椅子，正襟危坐，双手抓住臀部后的椅面两侧，昂首挺胸，向后张肩，每次坚持 10~15 分钟，每日 3~4 次。

2.事先找一面墙，背朝墙面站立，距墙约 30 厘米，两脚开立同肩宽，两臂上举并后伸，同时仰头，手触墙面再还原，反复做 10 次为一组，每日做 2~3 组。

3.仰卧床上，在驼背凸出部位垫上 6~10 厘米厚的物体，全身放松，两臂自然伸直，手掌朝上，两肩后张，如此保持仰卧 5 分钟以上，每日做 2~3 次。

4.坐或站立，双手持体操棒，横放在肩背部，挺胸抬头，感到肩背部肌肉酸胀即停，每日早晚各做一次。

此外，青少年的坐姿不良是造成驼背的主要诱因，坐姿不正确，不但对脊柱本身的发育不利，对视力也有害，正确的坐姿应该是"头正、身直、两脚平"。而且生活中也尽量不要背单肩包，睡觉要选用硬板床，一些柔软的床垫虽然睡着舒服，但是不利于脊柱成型。

身体是自己的，谁也不能代替，我们一定要自己上心，注意这些生活、学习中的细节，不要让暂时性的驼背变成永久性的驼背。

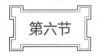

你有罗圈腿吗

仔细看一下抗日电影，就会发现许多日本人都是罗圈腿，也就是"O"形腿，当双腿自然伸直或站立时，两足内踝能相碰而两膝不能靠拢。

日本人普遍罗圈腿，其实跟他们的日常生活习惯有很大的关系。大家都知道日本是个岛国，所以房屋都比较紧凑。再加上他们基本上都是盘腿而坐，没有坐椅子的习惯，所以到最后长大的时候基本上就是 O 形腿了。

生活中，如果我们走路或者坐姿不正确的话，也会形成一定程度的罗圈腿。罗圈腿不但会影响我们的形体美观，而且还会造成巨大的心理压力。其实，像这种情况下的罗圈腿，都可以通过锻炼来矫正，大家大可不必担心。

罗圈腿的人走路多为外八字，即行走的时候，双足尖向外分。这种走路的方式会让双腿在行走的时候，腿部向外用力，膝关节受到向外分的力，久而久之，站立的时候膝关节就会无法并拢，变成罗圈腿。

所以要矫正罗圈腿，首先就要调整走姿，学会将重心放在腿内侧。良好的走姿应当身体直立、收腹直腰、两眼平视前方，双臂放松在身体两侧自然摆动，脚尖微向外或向正前方伸出，跨步均匀。刚开始调整时可能觉得很别扭，有种不会走路的感觉，时间久了就自然了。

然后就是一有空就做双腿夹紧动作，比如在上课期间、看电视的时候，都时时记得双腿伸直并用力夹紧双膝。一天3~5次，每次15分钟左右。这样不仅能矫正腿型，时间长了，还有瘦腿的功效，特别是瘦大腿哦。

还有就是每天坚持做蹲起运动，双脚分开与肩同宽，双足稍内扣，膝关节内扣做下蹲和起立的动作，不需要完全蹲下去，尽力而为。20次一组，每天保证做2~4组。

对于轻微的罗圈腿，现在各医院都卖有"纠正带"，可以平时穿戴。不过还是建议多采用锻炼的方式，这样不但美腿，还可以瘦腿，一举两得。

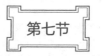

扁平足赶紧纠正

正常人的脚掌是一个"弓"形，两边凸，中间凹，比较专业的叫法为"足弓"，足弓可以让脚掌富有弹性，在落地的时候能够吸收地面对脚掌的冲击力量，从而更好地推动人体活动。

而存在扁平足的人们，则没有这个"弓"，或者这个弓形幅度不大，不能起到缓冲的作用。

扁平足是一种隐性的形体缺陷。虽然看不见，但却会给身体带来蝴蝶效应。最典型的就是站立或行走一段时间后会出现足部疲劳、疼痛的现象。而且扁平足会影响到步态，或者是因为行走时压力失衡，进而影响其他地方骨骼的生长。

其实，存在扁平足并不等于就宣告了"死刑"。美国

NBA 球员里就有人是扁平足，但并不影响他们在球场上生龙活虎，可见经过锻炼，扁平足是不影响正常生活的。

特别是对青少年来说，骨骼尚未完全定型，由于营养不足，或者站立时间过久、负重过多等原因而导致足部韧带和肌肉发生慢性劳损，丧失弹性及韧性而形成的扁平足，完全可以通过锻炼恢复。具体方法如下。

脚趾抓毛巾：在地板上放一条毛巾，用脚趾抓着毛巾，往自己的方向移动。没有毛巾的话，脚趾以舒服的力道蜷起，一样可以训练，一组 30 下，每天 3 组。

玩脚趾猜拳：坐在椅子上伸出双腿，一脚出石头、一脚出布，交替轮流。出布时记得将脚趾确实伸展开来。一组 30 下，每天 3 组。

抬起脚踝：坐在椅子上，轻轻跷起脚，脚踝用力向上抬起，张起脚掌，脚尖上下摆动。左右脚一天各 20 下。

踮踮脚尖：双脚与肩同宽，手扶着椅背等支撑物，伸直背部肌肉，用力踮起脚尖，脚后跟离地，维持 5 秒，然后再慢慢平放脚跟。早中晚各 30 次。在办公室上班，等车，看电视，甚至刷牙洗脸时，都可以踮踮脚尖，锻炼足部的力量，改善脚底不平衡的状况。

顶地板训练：坐在椅子上，脚与肩同宽，足部外侧顶在地板上，足弓抬起，维持 10 秒。保持膝盖不动，或用手压住膝盖。一组 20 下，每天 2 组。

以上这些方法，可以单独训练，可以混合着进行，每天坚持训练半个小时以上，相信最终会"功夫不负有心人"，能够在运动场上纵横驰骋。

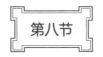

练习"长高操"，自信心满满

有句话叫"思想上的巨人，行动上的矮子"。生活中，像"矮子"和"侏儒"这些字眼不只是形容身材矮小，而且还带有贬义色彩。

当今社会，身高是衡量一个人的硬性标准之一。人们初次相遇，除了年龄外，问得最多的就要数身高了。一个人不论学历有多高、金钱有多充足，身材矮小依然是一个硬伤，站在人群中抬不起头。

青少年正是在长身体的时候，这个时候加把劲多长几厘米，以后就能终身受益。虽然身高受遗传因素影响，但是后天的作用更为重要。中医认为，动为阳，静为阴，活动锻炼可以拉伸肌肉，促进气血运行。日本专家经过长期的研究，发现运动和营养对身高的影响就占50%的比例。

因此要真正促进长高，就必须科学地将运动与营养有机地结合起来。

下面教大家一个"长高操"，长期锻炼，可以提高骨骼的生长速度。

第一节"仰卧伸展运动"：身体仰卧在床上，两臂屈曲置胸前，十指交叉，下肢伸直。然后随着吸气，双臂同时用力伸向头顶，脚尖同时绷直，身体尽量伸展；随后轻轻呼气，身体随着呼气放松，还原；然后继续重复，做20~50次。

第二节"挺身跳运动"：身体直立，双臂垂直，双手紧贴腿部，然后挺直跳跃，就像是"僵尸跳"一样，依旧是做20~50次。

第三节"划船运动"：身体直立，右脚向前迈一步成弓箭步，两臂同时上举向前、下、后方像划船一样奋力挥25次。然后右脚回归原位，换左脚向前迈，同样动作挥舞25次。

第四节"无绳跳绳运动"：手做握绳状而不握绳做原地跳绳动作，速度以每秒两次为宜；视个人体质跳3~5分钟，每分钟 120 次左右。

第五节"俯卧收蹬腿运动"：双手撑地呈俯卧撑状，然后收腹收双腿；上体不动，双腿同时用力伸直后蹬；视个人体质做 3~5 组，每组 15 次。

"三分天注定，七分靠打拼"。身高是受很多因素的影响的，总体来说不外乎遗传和环境这两个大的方面，而环境因素中运动就是很大的一方面。

除了上文所提到的"长高操"，生活中我们还可以利用单杠做悬垂摆动运动，具体方法是两手握杠，间距稍大于肩宽，两脚并拢，随即身体前后摆动，幅度不要过大，时间不宜过久。练习最好安排在每天早晨，身体尽量松弛下垂，保持 20 秒钟，男青年应做 10~15 次，女青年应做 2~6 次，这样可以"拔苗助长"。

此外，营养对骨骼的生长也很重要，青少年正处于长身体的时候，应该多吃含有蛋白质、钙质和维生素的物质，如鱼、虾、瘦肉、禽蛋、花生、豆制品、牛奶、排骨、骨头汤、海带、紫菜等。而且人体的生长激素分泌最为旺盛的是夜里 23 点到凌晨 2 点之间，所以充足的睡眠也是增高的重要保证，想要长高就要保持充足的睡眠。其次是一年中的 5 月到 10 月，其中 5 月是增高的最好时间，每年抓住这段时间增加钙质，多加运动，效果是显著的，相信大家只要用心去锻炼，以后一个个都能长成"高富帅"。

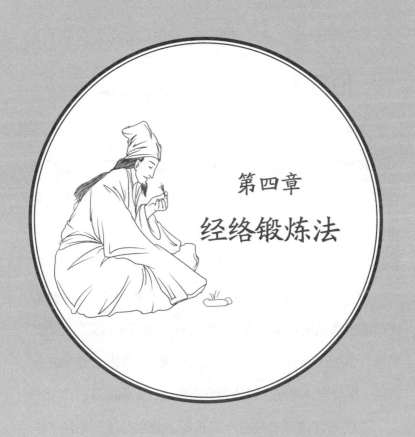

第四章

经络锻炼法

第一节

拍打十二经，赶走脏腑邪气

经络学说是中医理论中不可分割的重要部分，它虽然看不见、摸不着，但无时无刻不发挥着作用，运送着气血物质。经络就像是树木的分枝，如果没有树枝将树根的营养供给叶子，叶子就会枯黄掉落。

早晨在公园里锻炼的老人，很多有拍打全身的习惯，比如用手掌拍拍双腿双脚、拍拍背部，他们这其实是在拍打经络。中医认为，经络是气血运行的通道，拍打经络和穴位有助于保持经络通畅，以达到有病治病、无病防身的作用。

人的身体内部总共有十二正经，分别是手三阴经（手太阴肺经、手厥阴心包经、手少阴心经）、手三阳经（手阳明大肠经、手少阳三焦经、手太阳小肠经）、足三阳经（足阳明胃经、足少阳胆经、足太阳膀胱经）、足三阴经

（足太阴脾经、足厥阴肝经、足少阴肾经），它们就像是国家的"京杭线""青藏线"等主要铁路线路，是人体的"主干道"，因此被称之为"正经"。

这十二条经络与脏腑之间存在对应关系，内运气血、外联脏腑、沟通上下。因此，经常拍打十二正经，等于是对全身的脏腑进行了一次保健按摩。

那十二正经如何拍打，下面就简要介绍一下：

1. 手三阴经拍打法

身体直立，自然放松。双手自两侧缓缓升起，至与肩平。然后先用左手拍打右侧，由胸部开始，然后循经肩前、大臂内侧、肘窝、小臂内侧、腕、掌，直至手指端为完整一遍。然后再用右手拍打左侧，按照同样的行进路线。两侧拍打完为一组，共拍打 20~30 组。每侧持续 2~3 分钟。

2. 手三阳经拍打法

身体直立，双手从体侧缓缓升起，至与肩平。然后先用左手拍打右手，再反过来以右手拍打左手。其部位由手背侧之指背开始，向上经手背、手腕、小臂、大臂、肩、肩背、项、后头、头侧面至面颊部。这是手三阳三条经络的必经之地。两侧拍打完为一组，共拍打 20~30 组。每侧持续 2~3 分钟。

3. 足三阳经拍打法

身体先直立，后弯曲，自然放松。双手自体侧升起，至与肩平，然后先用左手拍打右侧，再用右手拍打左侧。其拍打部位由头部侧面至脑后、项部，下转入背部、腰部、骶部、臀部、股外侧、胫外侧直到足背、足趾。两侧拍打完为一组，共拍打 20~30 组。其拍打速度要稳，节奏要匀，每侧拍打 2~3 分钟。

4. 足三阴经拍打法

身体先直立，后弯曲，后屈坐。双手自体侧升起，至与肩平，然后先用左手拍打右侧，再用右手拍打左侧。其行进的路线是由左胸上侧开始向下拍打，经腹部、小腹，转入股内侧、胫内侧、内踝，直至足心。两侧拍打完为一组，共拍打 20~30 组。其拍打速度要稳，节奏要匀，每侧拍打 2~3 分钟。

拍打十二经后，皆可促进经气的运行，使营卫气血布达周身。五脏六腑，四肢百骸，皆因此而受到良性协调，使正气内充，邪无隐身之所。

最后需要注意的是，在拍打的时候一定要注意力度的掌握。中医讲"轻为补、重为泄"，对于身体壮实的人可以用实掌，对于身体虚弱的人则要用虚掌。对腹部、胸口这些容易受伤的部位也建议用虚掌，以免给自己拍出"内伤"。对于局部有伤口、感染、疮疖等部位，拍打的时候应该跳过去。

敲胆经

《黄帝内经》上说，在十二脏腑中，"胆为先也"。为先，其实是充当先锋、重要的意思。一辆汽车开动，先动的不是车轱辘，而是发动机，发动机输出动力，才能带动车轱辘往前跑，而"胆"就相当于输送动力的发动机。

从现代理论看来，人体胆囊的作用是储存及控制胆汁分泌，胆汁味苦，呈金黄色，它的作用就是分解和消化食物。没有充足的胆汁，就不能充分分解食物，当然也就不能提供人体造血所需的充足原料，于是就会有气血失调的状况发生，气血一旦失调则百病丛生。

当然，古人可没有这么先进的理念，但是他们善于总结经验，并将其上升为理论。他们就发现，时常敲敲身体上的胆经，可以升阳气、补气血、扶正气。

在十二正经中有一条是足少阳胆经，它起于人体的外眼角，沿体侧下行，终于第 4 足趾外侧。

经络的循行路线不太好记，不过只需要知道如何敲胆经就可以了。敲胆经可以随时随地进行，正确的方法是，端坐，双腿平放，用手握拳从臀部开始敲大腿两侧。一般人频率为左右各 100 次，时间 2~3 分钟。由于大腿肌肉和脂肪都很厚，因此必须用力，而且以每秒大约两下的节奏敲，才能有效刺激穴位。

不过每个人的身体素质不一样，力道因人而异。注意敲胆经的时候尽量使自己全身放松，特别是大腿，拍打胆经时，拳要中空，用巧力而不要用蛮力。而且一定不要在晚上 23 点之后敲胆经，因为晚上 23 点到凌晨 1 点这个时间段是胆经休息的时候，气血会回归胆经休养生息，此时若敲反而会起到相反效果。

敲胆经，主要在刺激胆经，强迫胆汁的分泌，提升人体的吸收能力，提供人体造血系统所需的充足养料。胆汁分泌旺盛了，你吃进肚里的食物就会更好地转化为气血，气血上升活跃度增高，大腿外侧堆积在胆经上的垃圾也会顺势排出。所以时常敲打胆经，对我们非常有利。

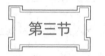

第三节

手掌按摩

古代的达官贵人们，好像现在的老人们，都喜欢在手掌中把玩两个实心球（有人以核桃代替）。难道这样做的目的仅仅是好玩吗？

其实不是，这种球其实叫"保健球"，目的是为了健身。

我们有个词叫"十指连心"，人的手掌虽然是处于人体末端，但是就像连着线的风筝，与五脏六腑有着千丝万缕的联系。

在经络学说中，手部有6条经脉循行（金庸在《天龙八部》小说中，以此为理论基础创造了"六脉神剑"），与全身各脏腑、组织、器官沟通，大约有99个穴位（反射区），可以反映全身五脏六腑的健康状况。按摩或按压这些穴位，几乎可以缓解全身疾病。而且十根手指分别对应不同的脏器，很多时候我们观察手掌就可以得知疾病的状态。

如果我们将指甲根部捏住，然后用力压并转动，如果指尖感到特别疼痛，表示与此经穴相关的脏器可能有问题。比如说，如果是小指痛，则预示可能心脏或小肠有问题；如果是中指疼痛，则预示可能心血管出现不适；如果是拇指疼痛，则可能预示着呼吸系统有问题；如果是食指疼痛，则可能大肠有问题，提示有便秘的可能。

而通过按摩手掌，则可以起到"牵一发而动全身"的效果。具体手掌锻炼的方法是，先洗净双手，擦少量护手霜，将双手搓热。先以左手按摩右手，用拇指的指腹尽量按揉手掌全部，对五指的指肚则用力按压，坚持3分钟。然后再用右手按摩左手手掌。

当然，如果图省力也可以学老人们在手掌里把握核桃或者保健球，前后左右地搓揉，既提神醒脑又刺激穴位，按摩后再喝适量白开水，长期坚持能使人百病不生。

歌诀曰：屈屈拇指心脑健，拔拔食指调胃肝，转转中指促循环，捏捏环指祛疲软，推推小指补肾元。小小手掌，也可以起到大作用。

第四节

头部经络按摩法

当我们长时间紧张学习过后，会不由自主地按揉头部，这样疲劳、头疼的感觉就会得到缓解。

《灵枢》说："十二经脉，三百六十五络，其气血皆上于面而走空窍。"中医认为五脏六腑精华之血、清阳之气皆上注于头。头面五官通过经络，与人体脏腑、组织器官在生理病理上密切联系。所以通过头面颈项部的按摩，可以疏通经络、调节神经的兴奋与抑制过程，增强人体的代谢，改善和促进局部的血液循环，从而达到防病祛病的目的。

因此，古代医家都极为重视头部的锻炼，由此也总结出许多头部经络按摩的方法，比如推攒竹、按睛明、捏眉心、按揉百会等。

1. 推攒竹

推攒竹又叫"开天门"。中医认为，位于额头正中线上的天门是元气出入的门户，推揉天门，可以滋补人体精气。

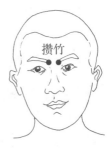

攒竹穴

推的方法是用双手拇指自两眉头之间，交替向上直推至额上前发际处；动作由轻到重，每次 30~50 次，以额头皮肤微微发红为度。经常推攒竹有助于疏肝理气，缓解眼部和头面部疲劳，促进血液循环。

2. 按睛明

人体睛明穴位于面部，目内眦角稍上方凹陷处。睛，指穴所在部位及穴内气血的主要作用对象为眼睛。明，光明之意。从命名上就可以得知此穴可以使眼睛光亮。

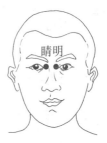

睛明穴

按睛明就是用大拇指指甲尖轻掐穴位，在骨上轻轻前后刮揉，每次左右各（或双侧同时）刮揉 1~3 分钟。可以防治近视，缓解目赤肿痛。

3. 揉太阳

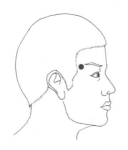

太阳穴

太阳穴位于眉梢和外眼角一横指的凹陷处。此穴具有疏风解表、清热明目、止头痛的作用。

揉太阳的方法是用两个拇指指腹分别压住左右两个太阳穴，顺时针方向，用力稍强揉 16 圈，方向相反再揉 16 圈。揉太阳能够解除疲劳、振奋精神、止痛醒脑，并且有助于保持注意力的集中。

4. 揉百会

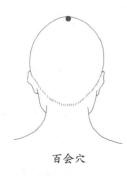

百会穴

百会穴位于头顶正中线与两耳尖连线的交点处。《采艾编》记载："三阳五会，五之为言百也"，意为百脉于此交会。百脉之会，百病所主，因此在临床上很多疾病都可以找百会治疗。

揉百会的方法是，将手指指端按压在百会穴点按揉动，动作缓和，用力不宜过大，反复 2~3 分钟，可改善脑部供血、健脑益智、镇静安眠。

5. 捏眉心

捏眉心就是按摩印堂。印堂的位置就位于眉心。印堂，被称之为"命宫"，古人认为此穴可以反映人的生死命运，从印堂的宽窄程度、色泽、颜色，可以看出一个人运气的好坏、祸福吉凶。常用"印堂发黑"一词形容一个人将要出现祸害。虽然听起来有点迷信色彩，但是从经络学说上，印堂是否饱满直接反映的是人体的气血状态，气血不好，自然身体就多灾多祸。

印堂穴有明目通鼻、宁心安神的作用。每天用拇指和食指捏起两眉间的皮肤稍向上拉 100 次，就能感觉到一种胀胀的感觉向两侧放散，那是阳气在冲击，之后就能感觉到脑子特别清醒，眼睛也特别明亮。

6. 按揉头皮

双手十指指腹分别置于头部两侧，做小幅度按揉，逐步移动，按揉整个头皮，直到整个头部感到放松为度，一般每次 2~3 分钟。

7. 拿五经

一手手掌置于头顶，中指放在头部正中的督脉上，食指和无名指放在两侧的膀胱经上，拇指和小指放在膀胱经两侧的胆经上（头顶前后中央线即为督脉，确定好中指位置，其他手指微微打开，即自然落到了相应的膀胱经和胆经上了），在头顶部从后向前用手指指腹进行拿五经，每次 1~2 分钟，到头顶感觉轻松为度。

8. 梳头发

两手手指张开，以手代梳，微用力，从前额开始，经头顶或颞部到枕部反复做梳头动作，每次约 3 分钟，到头皮微热为度。

北宋大文豪苏东坡常以梳头作为健身妙方，他在一诗中就说："千梳冷快肌骨醒，风露气人霜莲根"，并有"梳头百余下，散发卧，熟寝至天明"的亲身体验。

　　总之，"头为诸阳之会"，经常给头部按摩还可改善脑部的血液循环，提高大脑的摄氧量，有益于大脑皮质的功能调节，让你们在不知不觉中变得聪明。

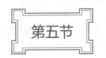

四肢按摩法

大家都有这样的经历，当手臂或者双脚长时间保持某个姿势，会出现麻木的感觉。这一方面是由于压迫，血液循环不畅，另一方面也跟长时间不活动气血不畅有关。

四肢和身体的其他部位不一样，属于人体躯干的末端。而当身体的气血从"脾胃"的中央位置输送到四肢的时候，其动力已经远远不足了。这就像河流一样，当河水从源头出来的时候，汹涌澎湃，就像是一个年轻的壮小伙，但是随着距离越流越远，河流就趋于平缓，甚至出现泥沙淤积。

人体的四肢就相当于河流的浅滩位置，动力不足，需要时常锻炼锻炼，增强气血的流速，让其输送到更远的地方。

生活中，我们除了可以经常拍打、伸展四肢，对于肘部、腕部等关键部位也应该特殊照顾。

1. 肩肘部锻炼

第一步：自我按摩肩部。两手分别拿揉肩井穴 1~3 分钟，然后点按中府、云门穴 1~3 分钟。

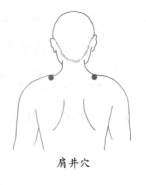

肩井穴

第二步：自我按摩上肢部。轻轻屈肘，使手指搭至肩部。一屈一放，反复 10~20 次。然后做耸肩动作 20~30 次。

第三步：双肘屈曲，掌心对着侧胸，然后上臂做展收运动 5 分钟，幅度由小到大速度由慢到快。

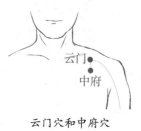

云门穴和中府穴

第四步：上臂做环转抡臂动作，先顺时针后逆时针，左右交替进行，幅度由小到大，速度由慢到快，共 20~30 次。

2. 手腕部锻炼

第一步：以一手食指与中指夹住另一手拇指两侧，自掌指关节开始向外牵拔，各指依次操作，做20~30次。

第二步：拇指轻拨前臂各肌腱数分钟，后用小鱼际揉前臂肌肉至舒适为度。

第三步：做腕关节屈伸、侧屈、环转主动运动各10次。按阳溪、阳池、神门、大陵、太渊穴各1分钟。

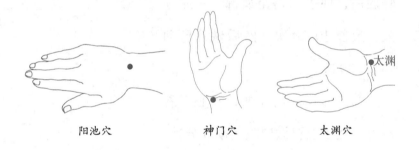

阳池穴　　　　　神门穴　　　　　太渊穴

3. 膝部锻炼

第一步：两手掌揉按大腿两侧3~5分钟，最后自大腿根部向膝部推3~5次，两手夹大腿后群肌肉，拿揉至舒适为度。

第二步：点按血海、风市、鹤顶穴各1分钟。双手拇指分别按压住髌骨上缘，然后用力推至髌骨下缘，反复操作 15 次左右。

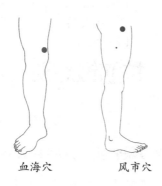

血海穴　　　　　风市穴

4. 踝部锻炼

第一步：用五指揉踝关节及其周围组织如足跟、跟腱各 1~2 分钟，使局部有热感，以食指、中指、无名指推内外踝关节各约 2 分钟。

第二步：一手握住足前掌，一手扶踝关节上部，分别向左右缓慢旋转，摇动关节 10~20 次，然后双手手掌夹持内外踝部，缓慢揉动数分钟。

手能握，脚能跳，四肢健康，身体才算完美康健。长时间久坐学习，会觉得手臂、双腿酸疼乏力，这是气血瘀滞不能濡养筋骨的缘故，这时就可以抽出时间进行四肢按摩。

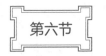

拉筋锻炼法

　　人体总共有 206 块骨头，这些骨头并不是一个整体，而是相互之间拼接起来的。当然骨头与骨头之间衔接并不是靠"胶水"粘在一起的，也不是靠"针线"穿在一起，而是由一条条细筋连在一起，有了这些筋，骨头可以一节一节连贯而不疏松，使骨节骨缝合而不脱臼。

　　在古代有一种刑罚，就是挑断人的筋，人的脚筋一断便不能站立了。正所谓"骨正筋柔，气血自流"，筋，也算是"经络"的一种，从中医学来说，经络和气血循环是相辅相成的，经常拉筋，五脏六腑也会跟着活动，令人延年益寿。而青少年多拉筋则可以长得高、身体棒。

　　筋遍布全身，腹部、背部、腿部都有，具体的拉筋方式也有很多种。

1. 拉腹筋

首先，屈腿跪在床上或者柔软的垫子上，让脚背面贴在床面或者垫面。然后将双脚后跟往左右两侧拉开，再使臀部落下，坐在床上或垫上，随后让身体慢慢向后仰。先使头部碰到床上或垫上，然后背部慢慢躺下去，面部朝天，背部贴紧床上或垫上，保持 60 秒再起身。

这个动作对于人体柔韧性差的，可能起初有点难度，比如后仰不下去，没关系，可以慢慢来。刚开始的时候可能会觉得脚筋酸痛，但做久了就能忍受了。

2. 拉背筋

首先，屈身坐在床上或者柔软的垫子上，先伸直两腿，然后弯腰尽量以额头碰膝盖，至少碰 10 下。练时两腿要尽量伸直，做的时候尽量不要使膝盖向上弓。

3. 拉腿筋

拉腿筋又叫"劈腿"，这个动作在体操、瑜伽、舞蹈等众多运动中都可以见到，就是尽量让自己两腿往左右两侧劈开。普通人很难像芭蕾舞演员一样双腿臀部都可以贴到地面，但是不要灰心，只要持之以恒，总有一天也可以劈"一字马"，使两腿成为一条直线。

4. 拉手筋

首先身体自然站立，以右手的手背贴住背脊，掌心向外，手指朝上。然后再以左手手指从左肩向下伸，与右手手指互钩。至少要用两手的食指、中指、无名指互钩。起先钩不到，可以用绳子做成绳环帮忙。以左手握着绳环向背后垂下，让右手的手指钩住，再以左手用力向上拉高，手筋酸痛要忍耐，拉数分钟再放开休息。

5. 拉颈筋

身体自然站立、两脚与肩同宽，然后使身体慢慢向右侧弯，必须弯到右耳孔朝向地面，接着使身体慢慢向左侧弯，也弯到左耳孔朝向地面，如此一左一右，一直连续做，至少3分钟，大概可以做120下。

瑜伽中就有不少"拉筋"动作，拉筋说白了就是疏通经络，通过拉筋，把堵塞的经络疏通了，让气血通畅。而且，拉筋可疏通背部的督脉和膀胱经，这对健康具有重大意义，因为督脉是诸阳之会，元气的通道，此脉通则肾功能加强。肾乃先天之本，精气源泉，人的精力都仰赖于肾功能的强大。膀胱经是人体最大的排毒系统，也是抵御风寒的重要屏障，膀胱经通畅，则风寒难以入侵，内毒随时排出，肥胖、便秘、粉刺、色斑等自然消减。

拉筋锻炼，既能让我们的身体变得柔韧，又能让血脉畅通，消除影响健康的隐形"地雷"，是一种简便有效的保健锻炼方式。

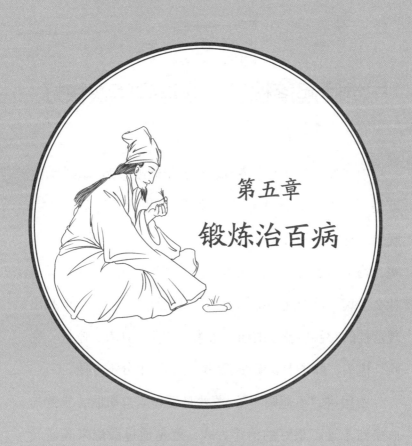

第五章

锻炼治百病

一觉睡起落枕了，这样锻炼快快好

有时候一觉醒来，发现自己脖子僵硬，无法扭头，这就是"落枕"了。落枕也叫"失枕"，意思就是失去了枕头。晚上睡觉的时候枕头高低、软硬不合适，或者颈部受风着寒，均可引起落枕。落枕是一种生活常见现象，它不算是什么大病，甚至连病都算不上，只能算一个症状，但是出现落枕的时候后脖子酸痛、扭头不方便，穿衣、吃饭、洗脸、梳头，脖子上就像捆了一块石头，十分不方便。

中医讲"不通则痛"，落枕是硬物压迫肌肤，导致气血瘀滞不通，最好的治疗方式，就是通过锻炼来疏通气血，气血一通，自然就不痛。有一种治疗落枕的方法简单易行，这就是"叩首法"，形象地说就是"磕头"。

首先，练习者保持自然呼吸，将腰背伸直，跪坐端正，臀部放在两脚跟上，双手放在两膝上，做一次深呼吸。

接着两臂伸直上举，吸气，此后双手直落至两膝前方地面，顺势弓腰做磕头状，以额头触及地面；再呼气，上身向前尽量伸出，用下颌轻点地面上的双手背，两肘着地，以肘部支撑上半身重量。再将臀部向上尽量抬起，大腿垂直于地面，保持自然呼吸。

接下来，伸直手臂将身体向上撑起，缓慢挺直腰，最后缓慢将臀部落回两脚跟上。如果腰力不足，可以将落臀和直腰合为一步完成。

按照这一整套动作可以连续做 5~10 分钟，连续 2 天，脖颈便能转动自如。

这个动作不但能治疗落枕，而且还能锻炼颈椎和腰椎。在此动作中，臀部落于脚跟上时，双足跟正好点在足太阳膀胱经的承扶穴上，此穴有治疗腰骶部疼痛的作用，同时足太阳膀胱经又循行于头项背部，刺激该穴，还可帮助疏通此经络，达到减缓项背

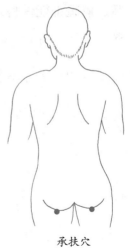

承扶穴

疲劳的效果。要求下颌点地，这样可使头部后仰，符合了颈椎的正常生理弯曲，达到锻炼椎骨的效果。

"每日常叩首，活到九十九"。临床实践得出，跪拜磕头动作有通经活络、疏通躯干部分气血的作用。每天睡前通过磕头动作放松肢体，可以促进背部血液循环，舒展肩颈部紧张感。

当然第一次发生落枕之后，最重要的还有吸取教训，要及时调整枕头的高低和软硬。人的一生有三分之一的时间都在睡眠中度过，而枕头的舒适程度直接影响着睡眠，枕头太高或者太硬都对颈椎有刺激作用。最好选择无论仰睡、侧睡都能保持颈部正常生理弧度的枕头。一般女性枕头高度在7~12厘米，男性枕头高度在11~14厘米。只有最适合的枕头才不会让落枕再次发生。

明眸善睐，护眼何须滴眼药

学生阶段，正是用眼过度的时候。长时间盯着课本或者黑板，会出现眼内发胀、发酸、灼热的感觉。中医认为"肝开窍于目"，眼睛依靠肝血的滋养和濡润，才能转动自如，才能明亮有光泽。但"久视则伤精耗血"，肝血不足则眼睛干涩无神。

眼睛疲劳又称视疲劳，如果不及时休息，它就会发展为近视。相信大家以后可不想整日戴着厚厚的镜片，所以当眼睛劳累的时候就应该让它好好休息，比如说推拿推拿，好好犒劳一番。只有"伺候"舒服了，它才能继续为你好好服务。

当眼睛疲劳的时候，我们可以泡一杯绿茶，第一杯饮用，第二杯趁热将毛巾浸透，然后用来敷眼 10~15 分钟。

绿茶有降火明目、清火提神的作用。热敷又能缓解疲劳，扩张血管，让气血快速补充进来。

然后将双手摩擦生热，再盖住眼睛，勿压迫双眼，深缓地呼吸。如此反复 30~50 次。

最后，眼观前方，坚持有规律地眨眼三百下，有助于清洁眼睛，同时达到按摩效果。

这是一个能快速缓解眼部疲劳，滋润双目转动自如的锻炼小窍门。

生活中遭遇眼睛疲劳、视物不清的情况时，最常见的做法就是滴眼药水，有些人只要眼睛一感到不舒服，就滴眼药水，以追求"清凉舒服"的感觉。但是这只是一种"拔苗助长"的方式，治标不治本，就像是给眼睛涂了一层润滑油，当油用完后，干涩的症状就更加严重了。而且目前市面流行的眼药水大部分是抗生素眼药水，基本上都添加了防腐剂，也不利于眼睛的健康。

其实，护眼何须用眼药水，上文中的锻炼方法，就可以轻松解决。另外，平常也要注意对眼睛的保护。比如夜晚看书的时候，避免灯光太暗；当连续用眼 2 个小时以后，就应该举目远眺，缓解一下眼部肌肉的紧张状态，平常尽量避免看手机、电视、电脑。等到晚上的时候再按照刚才所说的锻炼法进行锻炼，眼睛就会永远充满光明。

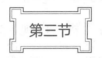

小女生别烦恼，运动缓解痛经

对于女孩子来说，每月总有那么几天难以忍受，那便是痛经。当痛经来临的时候就像是遇到了过不去的坎，十分难受，而且它大大影响了女孩子的学习效率，最悲催的便是如果痛经那几天恰逢考试，那这次考试注定是要遭遇"滑铁卢"了。

痛经一般在青春期多见，常在初潮后 1~2 年内发病。当经期到来之前，痛经就像是嗅到猎物的野兽，如期而至，在经前 12 小时开始剧烈甚至痉挛性地疼痛，要持续 2~3 日才能自行缓解。并可伴有恶心、呕吐、腹泻、头晕、乏力等症状，严重时面色发白、出冷汗。这个时候，除了痛，还是痛，什么事情也干不成。

对于痛经，西医并没有特别好的处理方式，只能忍着。但是中医认为，"不通则痛"，经期之所以疼痛，是因为经络阻塞不通。最明显的是，如果经期前不注意保暖，凉着肚子，或者洗凉水澡，那痛经的频率和程度都会大大增加。

而通过锻炼和运动方式，可以活跃阳气，阳气具有温煦和推动的作用，这样就可以缓解痛经了。

具体方式是，经期时多做抬脚、卧躺腹式呼吸运动。

睡前将身体平卧，双手放在腹部，双腿并拢然后轻轻抬起，让大腿与上半身保持90°的角，尽量坚持一刻钟，然后重复做5~10次。

然后做腹式呼吸。吸气时腹部缓缓凸出。呼气时腹部缓缓凹进，同时咬紧牙关，提肛，用意念将体内的废气由内向外排除。练习时，每分钟做4~6次呼吸。每次练习，时间控制在3~5分钟内。每天只要有时间都可以做不限次数的练习。

适当的体育锻炼，对于月经过少的女性来说，可促进子宫内膜脱落，有利于经期保健；对于有痛经的人来说，可减轻心理上的压力，祛除精神上的紧张，缓解子宫痉挛的程度，有利于痛经的康复。像散步、乒乓球、羽毛球等非剧烈运动也可以增强体质，缓解痛经。如果正处于痛经期间，可以适当减少运动量，一般以不感到特别劳累为宜。

痛经是女性常见的一种症状，属正常的生理现象，月经来潮下腹开始疼痛，月经完毕时下腹疼痛消失。所以不要随便服用、滥用止痛药；除非很疼痛、难以忍受时才考虑用镇痛药，但最好在医生的指导下用药。同时还应少吃生冷食物，不要喝冷水，更应避免一切生冷及不易消化和刺激性食物，如辣椒、生葱、生蒜、胡椒等。此外，痛经者无论在经前或经后，都应保持大便通畅，尽可能多吃些蜂蜜、香蕉、芹菜、甘薯等，因为便秘可诱发痛经和增加痛感。

第四节

学习累脖子疼，做做颈椎保健操

长时间低头学习，颈肩部长时间保持同一姿势，肌肉一直处于紧张强直状态，血液循环不畅极易导致劳损，出现酸乏不适的症状。

这个时候就很想有人为自己按摩一下，但这种想法显然是不现实的。自己动手，才能丰衣足食，其实我们自己锻炼一样可以起到按摩所达到的疏通经络、气血的效果。

具体方法是，盘坐在垫子上，或者坐在椅子上，腰背挺直，尽量让颈部伸展，下颌略收，双臂放松下垂，肩膀向后微微张开。感觉整个身体充分拉伸，保持 5 秒钟，然后慢慢放松。注意不要闭眼，目视前方。

第一步向前缓缓低头，使自己的下巴尽量靠近胸部。然后再往后仰头，头部尽自己最大能力往后仰，使颈后部有明显的挤压感，随后是分别向左右歪头，使自己的耳垂尽量靠近左右肩部。最后分左右转头，使自己的颏部尽量靠近肩部。这一套动作就像是画"十"字一样，注意锻炼时，每一步的动作都要保持5秒以上。

第二步是"后头望月"，头部顺时针或逆时针旋转，旋转幅度要大，动作要慢，顺时针旋转一圈，逆时针旋转一圈，上述每个动作可按节拍反复操作8次。

第三步用自己的双手交叠由上往下或由下往上捏颈肩部肌肉1~2分钟。如果颈肩酸乏严重，你会明显感觉到这个位置的肌肉硬邦邦的。

第四步是做扩胸、旋肘、拍肩运动，两臂向左右平伸、用力后展、挺胸，然后两肘关节屈曲，手指搭同侧肩部，以肘尖做画圈动作，前后转各10次，再用双手掌交替拍打左右肩部各10~20次。

颈椎酸乏不适，其实是颈椎病的预警信号，虽然青少年筋骨柔软，但是如果任其发展下去最终也会发展成为颈椎病，所以不能不重视。建议大家在每堂课结束之后，都做一做这套"颈椎保健操"。

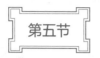

跟着"燕子"治腰部劳损

　　人的第一属性是自然属性，自然属性的本质就是动物性，而动物的特点在它的称谓上就体现出来了，那便是"动"。

　　我们注意到，一台机器如果长时间不启动，里边的零件就会生锈，转动的时候咔嚓咔嚓响。其实，我们的身体不也是一台机器吗？里边的骨骼就是一个个零件相互衔接，如果长时间不运动，也会生锈，失去润滑。而"生命在于运动"的健康谚语就是这个道理。

　　青少年群体正是活力四射的时候，而繁重的学业，让大家不得不整日蜷缩在狭窄的座椅内，这完全违背了人的天性。当我们久坐之后，腰部不适，感觉筋肉酸痛紧张，这不就是它们在向我们叫屈吗？

中医认为，"腰为肾之府"，腰部不适会影响到"先天之肾"，动摇我们的根本。所以，不要拿自己的腰不当回事，应该经常锻炼。

腰部纤细柔软是完美状态，想达到这个标准，我们不妨跟着"燕子"学学如何锻炼腰部，有一个"小燕飞"的锻炼方法，就是模拟燕子飞行姿势进行肢体运动，对于预防和治疗长期久坐引起的腰肌劳损非常有帮助。

"小燕飞"锻炼法根据体姿不同分两个锻炼方式，一个是俯卧式小燕飞，另一个是站姿小燕飞。大家可以根据自己所处的环境，视情况而选择。

1. 俯卧式小燕飞

俯卧式一般在晚上入睡的时候进行，洗刷完毕上床后，俯卧，脸部朝下，双臂以肩关节为支撑点，轻轻抬起，手臂向上的同时轻轻抬头，双肩向后向上收起。与此同时，双脚轻轻抬起，腰骶部肌肉收缩，尽量让肋骨和腹部支撑身体，持续 3~5 秒，然后放松肌肉，四肢和头部回归原位休息 3~5 秒再做。睡前做 30~50 下。可视个人情况分为多次完成。

2.站姿式小燕飞

站姿式也就是站立情况下进行，身体直立，双手侧平举，手心向外，手指朝上。慢慢向上抬高双臂，做小燕飞状。同时，双手从腕关节开始向下伸直。每天坚持做200下，也可视个人情况分为多次完成，无须一步到位。

这个方法随时随地都可以进行，像课间休息、等人的时候都可以做几下，以让紧张的腰部肌肉及时得到缓解。

俗话说"环肥燕瘦"，燕子的腰是纤细而灵动的，汉成帝刘骜的皇后，因为纤瘦善舞，而得名"赵飞燕"，对于女孩子来说，这个"小燕飞"的锻炼方法，不但可以缓解腰部不适，而且还能满足对"小蛮腰"的要求。

第六节

拍手掌，按涌泉，让手脚安然过冬

现在除了条件特别好的城市学校，很多学校冬天依然没有暖气和空调，大家在冬季就会被冻得瑟瑟发抖。

特别是对于处于人体躯干末端的手脚，因为气血供应缓慢，所以一到严寒季节就容易手脚冰凉，严重的还会长出冻疮。

中医认为，冬季是"阴盛阳衰"的季节，自然界的阴气强盛，而身体的阳气衰微，为了能够更好地抵御严寒气候，我们必须提高自身的阳气，阳气足则正气足，正气足则"邪不可干"。

求人不如求己，补阳气，过寒冬，我们自己动动手就可以解决，具体方法就是"拍手掌、按涌泉"。

具体方法是：先是实心双掌互拍，十指张开，两手的手掌对手掌，手指对手指用力拍击，用最大的力量来拍手。拍 100 下，手掌互拍打击面大，刺激量大。

然后用手掌和手指的不同部位互相拍击，上下、前后、左右拍个遍。每个动作拍 50 下。

最后双手上下互拍手背 100 下。左右手合谷（拇、食指合拢，在肌肉的最高处即是）互拍 100 下。

如果时间够长，你就会明显感觉到浑身发热，这是阳气振奋的效果。为什么简单的拍手疗法就会有如此明显的功效，这是因为手上有数百个穴位，拍手时可振荡气脉，带动十二经脉和奇经八脉（含任督二脉）的循环，并且还能将人体内的阴寒污秽之气从手指的尖端排出。

拍手疗法可坐着、站着拍手，也可边走边拍、原地踏步拍手等，掌握了这个方法，就像是人体随身带了个小火炉，你说方便不方便？

此外，在人体的脚底，有一个阳气的源泉，名为"涌泉穴"。《黄帝内经》记载："肾出于涌泉，涌泉者足心也。"意思是说，

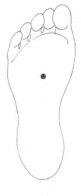

涌泉穴

肾经之气犹如源泉之水，来源于足下，涌出灌溉周身四肢各处。

晚上在家时，先用温水泡脚后，再用拇指快速按揉此处，直到有热感为佳，再接着揉搓各脚趾 100 下后安然入睡，这样就不用担心晚上因双脚发凉而被冻醒了。

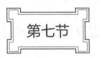

动动舌头，饭量大增

正所谓"各有各的愁"。就拿吃饭这件事儿来说吧，有的人整天为自己能吃、爱吃发愁，看着一天天增长的体重而苦恼不已；而还有一部分人，则因为食欲不振，不爱吃饭而发愁。

人是铁，饭是钢。吃得少则会营养不足，能量便跟不上，导致身体气虚乏力，浑身没劲。有的同学不但身体瘦弱体质差，而且上课容易犯困，无精打采，真正的病根是在脾胃。

"脾胃为气血生化之源"，如果把人体比喻成一台机器的话，胃是油箱，脾就是发动机。如果油箱里汽油短缺，甚至无油可用，那脾这台发动机就无法为人体提供动力，汽车就跑不远。

如何增强食欲，不妨动动舌头。舌头是吃饭时不可或缺的重要器官，而且与脾胃关系密切，中医看病四诊时的"看舌苔"，其目的就是为了观察患者脾胃功能的强弱。所以，平日里多动动舌头，就可以增进食欲。

而且在搅动舌头的时候，口腔会分泌大量唾液，这些唾液并不是无用之物，而是中医所称的"金津玉液"。其中还含有淀粉酶和溶菌酶，能帮助消化，还能刺激味蕾增强食欲，古人很早就将"吞津"作为重要保健手段。具体方法是：

第一步舌抵上腭：身体静坐，闭目冥心，凝神静气，调和气息。用舌尖轻轻抵住上腭，再用舌尖在上硬腭处正反转圈各 36 次。当唾液充满全口后分 3 次咽下。

第二步赤龙搅海：用舌尖舔摩内侧齿龈，从左至右，由上至下，紧贴上下牙龈转圈，正反各 36 圈，然后，再用舌尖舔摩上唇颊侧和下唇颊侧 36 圈，顺序同上。当唾液充满全口后分 3 次咽下。

第三步张口结舌：张大口，伸长舌，口中如有津液生后可仰头咽下，心中默数 81 个数后结束。

第四步赤龙吐芯：把口张大，舌尖向前尽量伸出，使舌根有拉伸感觉，当舌不能再伸长时，把舌缩回口中，一伸一缩共36次。唾液充满全口后分3次咽下。

第五步鼓漱华池：口唇轻闭，舌在舌根的带动下在口内前后蠕动共36次。当有津液生后要鼓漱有声，唾液充满全口后分3次咽下。

第六步揉搓舌柱：先将舌体向上翘起，以暴露舌柱，再用一手拇、食指两指端，伸入口内捏住舌柱作轻轻揉动，片刻即止。久行此法具有疏通心络、清热生津的作用。

如果大家觉得这个方法比较烦琐，那就每天坚持让舌头多做伸出与缩进的动作，这个方法在功效上自然不比专业的锻炼方法，但优点是可以随时随地进行。

第八节

学习累、压力大，四招赶走"神经衰弱"

有些同学平时学习很好，但是一到考试临近的时候就紧张得失眠，最后考试发挥不理想。这多是因为这些同学心理素质较差，在考试之前出现了"神经衰弱"，影响了备考状态。

人的大脑具有兴奋和抑制两种基本功能，但是它的兴奋和抑制功能都有一定的限度，如果大脑长期处于紧张状态，大脑兴奋和抑制的功能就会失调，容易产生兴奋或者易疲劳的情绪不稳定状态。比如时常感到脑力和体力不足，容易疲劳，注意力难以集中，记忆不佳，常忘事，对刺激过度敏感，如对声、光刺激或细微的躯体不适特别敏感。

这些症状大部分都是学习的克星，所以会导致神经衰弱，难免会影响学习成绩。

西医治疗神经衰弱一般只是开一些安定之类的药物，虽然见效快，但是依赖性大，而且容易反弹。而中医通过"安神补脑"的方法整体调理，往往能够收到奇效。

1. 自我按摩法

首先，两手掌心对搓，至两手发热；然后两手掌心紧按两腮下部，手指向上，两个中指分别按紧鼻两侧，向上搓擦。在经过双眼到上额时吸气，改变方向，右掌在前，手指向左，左掌在后手指向右，继续搓擦，经过头顶到后颈时，呼气；最后两掌分开，右掌右脖颈，左掌沿左脖颈，回到两腮下部。完整做完为一次，做30~50次。

按摩完脸之后，然后两个拇指指腹分别压住左右两个太阳穴。顺时针方向，用力稍强揉16圈，方向相反再揉16圈。

2. 鸣天鼓

两手掌心紧按两耳外耳道，两手的食指、中指和无

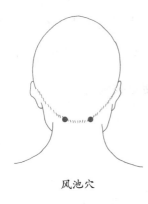

风池穴

名指分别轻轻敲击脑后枕骨，共60下。然后掌心掩按外耳道，手指紧按脑后枕骨不动再骤然抬离，这时耳中有放炮样声响，如此连续开闭放响9下。以上算作1回。每次可做3回，每天可做3次。

脑后枕骨的位置有一个风池穴，根据中医理论，风池穴属足少阳胆经，用食指弹击风池穴实际上就是用"点叩"的手法对这个穴位进行按摩，对于神经衰弱引起的头晕、健忘、耳鸣等症状均有一定的预防和治疗作用。

3. 擦涌泉

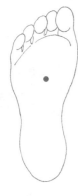

涌泉穴

两手握热后，用右手中间三指擦左足心，至足心发热为止，然后依法用左手擦右足心。一般以擦四次为佳。涌泉穴位于足心，为足少阴肾经的起点，按摩这穴位，能引导虚火下降，有助于治失眠、心悸。

4. 冷水浴

在早晨起床后进行，刚开始先用温水擦身，经过一段时间锻炼，习惯以后改用冷水擦身，最后用冷水冲洗或淋浴，每次30秒到1分钟。冷水的刺激有助于强壮神经系统，增强体质。因此，神经衰弱患者适宜于做冷水浴。

严重的神经衰弱，最后会发展为抑郁症。患了抑郁症的人，就像是走进了死胡同，很难出来，生活中像张国荣这样的大明星最后就是死于抑郁症。所以大家不要掉以轻心，一定要重视起来。时常做一做这些运动，预防神经衰弱。

少年多烦愁，练习"握固"睡得香

有科学家专门做过一项实验：如果一个人不吃饭生命最多坚持 42 天，不喝水生命最多坚持 14 天，但如果不睡眠的话坚持不过 7 天。由此可见，睡眠对生命非常重要。

人的一生，大约有三分之一的时间都在睡眠中度过，睡眠是维持健康不可缺少的组成部分，对机体能量复原、脏腑的调节、细胞的恢复和加强记忆都有重要作用。

但是有时候不知什么原因，我们会出现失眠的状况。睡眠状态下休息不够，白天就会感觉疲乏无力，没精打采，影响学习。

人为什么会出现失眠状况？中医认为"阳入于阴则寐"，也就是说白天阳气外散于人体，主管人体的精神状态、工作学习，到了晚上阳气就会回家休息，阴气出来占主导地位。但如果阴阳颠倒，气血不和就会出现失眠状态。《灵枢·营卫生会》总结为"昼不精，夜不瞑"。

提起失眠，大家第一想法是借助于安眠药，其实中医千百年来总结出来的锻炼方法就可以解决，比如"握固"。

握固的方法是先将大拇指屈曲，再将其余四个手指头弯曲，简单说就是握拳，把大拇指握在里边。《云笈七签》中记载："拘魂门，制魄户，名曰握固与魂魄安户也，此固精明目，留年还魂法，若能终日握之，邪气百毒不得入。"意思是说，握固之法，就好像把房门关上一样可以静心安魂，固护精气，明目延年；经常进行握固的锻炼，还可以辟邪防毒。可见，握固对于人体三宝"精气神"的固守具有一定的作用。

肝主藏神，晚上23点到凌晨1点是肝经休息的时候，也是"神识"归位的时候。此时若是肝主藏神的功能出现异常，神识游离在外，自然无法安睡，而握固的手法，是将大拇指扣在手心，指尖位于第四指"无名指"的根部，那里有一根细细的筋，按揉会非常酸痛，这是肝脏的风窍所在。

握固这个手法虽然简单，但其本质是在调理"肝主藏神"的功能。如果注意看婴幼儿的手势，就会发现他们经常是握固的姿势，这是由于小孩子五脏尚未发育完全，出于自我保护，往往会本能地紧握拳头以"固魂"。

当我们躺在床上后，随着一呼一吸，手掌也跟随着做握固的姿势，松开握紧，有频率进行，就像催眠曲子一样，用不了一会儿就能把我们哄睡着。

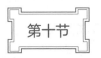

爱发脾气也是一种病

有些人平常性格温温和和的，但指不定哪一段时间，跟吃了枪药一样，脾气非常火爆。这不是因为性格发生了变化，而是脏器出现了病态。

肝在志为怒，肝气旺盛则外界稍一刺激，气血就容易上头，人就被怒气冲昏了头脑。如果谁最近一段时间情绪出现了反常，则说明肝火比较旺盛。

降肝火未必要吃药，一些小的锻炼方法，也可以让肝火平息下去。

比如当我们抑制不住自己怒火的时候赶紧做"闭气运动"。先深深地吸一口气闭住，等憋得快要受不了了，不马上呼出，尽力再吸第二次，使肺部更加饱满，此时可继续闭气10秒或20秒，受不了之后又可接着吸第三次，继续闭气。总共吸几次本无限制，原则是吸到不能再吸，闭到无法再闭，最后才由鼻孔呼出来。此法可使肺部之空气极尽饱满，无一肺泡不充满空气。

这样当你最后一下畅快地大口大口呼吸的时候，刚才令你生气、心烦的事情可能就忘记了。

还有，每天晚上睡觉前，可以做深呼吸动作，用肚皮控制呼吸，吸气时放松肚皮，呼气时收紧肚皮，以此循环10分钟。这样的运动不但可以增加肺活量，还有助于稳定情绪。

此外平日健步走也是疏肝理气的好办法，因为肝主升发嘛，健步走适合早上空气比较新鲜的地方，适合自己体能的距离是最合适的，后期可以逐渐加长距离。

生气不但伤害自己，而且伤害别人。有时候一次冲动，会让两个人之间产生不可修复的隔阂或者裂痕。当自己想发脾气时就马上扪心自问：我为什么要发脾气呢？我发脾气能解决什么问题吗？把自己的想法或做法平静地告诉别人不是更好吗？这样你就会马上静下心来。

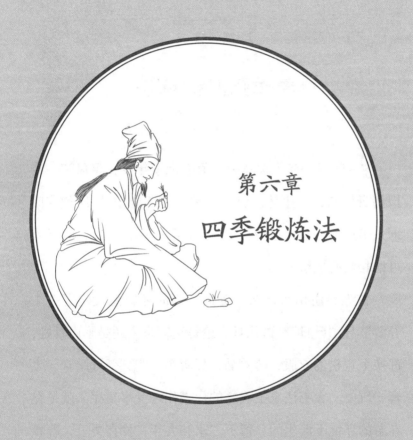

第六章

四季锻炼法

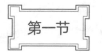

春季疏肝锻炼法

"春日游，杏花吹满头，陌上谁家年少，足风流。妾拟将身嫁与，一生休。纵被无情弃，不能羞。"唐代花间词人韦庄的一首《思帝乡》，揭开了古人郊游的神秘面纱，可谓相当有风情。

古人春游由来已久，为此，当时还特意设定了一个春游节日"巳日"，这几日无论是达官贵人还是平民百姓，都换上宽松的衣服，骑着马，驾着车，跑到郊外踏青、飞奔、玩耍。大书法家王羲之的代表作《兰亭集序》就是在春游的环境下诞生的，留下"永和九年，岁在癸丑，暮春之初，会于会稽山阴之兰亭，修禊事也"的名句。

为何古人如此热衷于春游？这是因为春天万物复苏，一切生机勃勃。而中医认为肝主木，木具有生发、舒展的特性，而春季树木开始发出绿芽，努力生长，恰好对应人体的肝脏，春季外出活动其实是养肝、顺肝，这个对今后一年的身体都有保健作用。现代研究显示，踏青不仅可以使人感觉到放松后的轻松愉快，而且还可以促进身体的新陈代谢，加强血液循环，调节神经系统趋于正常，使心肺功能更加强盛，让全身的肌肉和骨骼得到锻炼，踏青时的"日光浴"还可以使你的肌肤健康亮丽。

现代人生活在钢筋水泥的城市里，对春夏秋冬四季的更替反应不明显，甚至自然环境的破坏让我们已经无青可踏，但是在春季疏肝理气是不应忽略的，它有利于帮助人体顺应自然，预防疾病。其实，一些锻炼活动也可以达到疏肝理气的效果，常做"疏肝操"就是不错的选择。

第一节手指插发：身体自然站立，双手十指自然分开，微微弯曲，从胸前缓缓向上举到头部，然后从前额部插入发根，向后梳理头发，直到后发际，反复梳理50次；然后再将手指插入发根，轻轻握拳，向外轻柔地拽头发，反复10次。

第二节扭腰晃膀：两脚自然分开，与肩同宽，双膝微屈，肩关节和腰部自然放松，悠闲自然地扭腰晃膀。要求做到上虚（肩、腰要尽量放松），下实（锻炼时将身体重心下移，保持在两脚之间），呼吸自然，腰和肩膀晃动不拘姿势，坚持 2~3 分钟。

第三节两臂抡转：两脚分开，与肩同宽，膝微屈，全身放松，两臂顺时针方向在身前抡转 10 次，然后再逆时针方向在身前抡转 10 次。两臂抡转时，上下左右运动幅度越大越好，不要刻意用力，自然转动即可。

第四节摩擦胁下：自然站立，两手分别反复摩擦胁下，直到局部发红发热为止。胁下边缘处是肝脏所在区域，刺激该处有助于增强肝脏的疏泄功能。

第五节击足三里：找一把椅子坐下，两拳松握，叩击两小腿上的足三里穴（小腿外侧，外膝眼下约四横指，胫骨前缘外一横指处），连续叩 50 下。

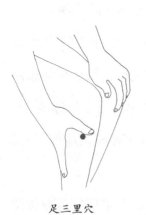

足三里穴

第六节轮击肩背：两脚分开，与肩同宽，肩腰放松，以空拳轮击肩背，自肩部到腰部击 100 下。

第七节双手托天：两手十指交叉，掌心朝上，上举过头呈托天状。两臂上伸时，同时踮起脚跟，并用鼻轻轻匀缓地吸气，然后两臂放松，肘肩自然微屈，同时脚跟下落，并用鼻缓缓呼气，如此反复 10 次。

在立春之后每天坚持做这套疏肝理气操，可以让气机调、肝气顺，中医认为"百病皆生于气"，肝气顺则整体气机就顺，百病不生，而且还能让人心情舒畅。

当然，对于喜欢运动的同学们来讲，能在春季跑出去撒撒欢，放放风筝，郊游一下则是再好不过了。不但能领略大自然的秀丽景色，还能令手脚、眼睛和大脑同时运动，舒筋活血，是春季适宜的锻炼方式。

夏季清心锻炼法

对于夏季的感受，很多人一个字就是"热"。夏季热浪滚滚，本身阳气就如洪水猛兽，扑面而来，而且最要命的就是心烦发热，心口如同揣了一个小火炉，热得睡不着觉，而且心火上炎还会导致口舌生疮。

中医认为，夏季应心，"心为火脏"，得自然界的阳气，就如同火上浇油，燃烧得更加旺盛。而夏天的空调、风扇虽然能降温，但只能降体表的温度，体内的心火依旧无法降下去，无法从"内"到"外"让你感受清凉的感觉。所谓"心静自然凉"，也就是说面对夏季的炎热感，去除心火才是根本的解决之法。

要去除心火，可以吃一些"苦味"的食材，比如莲子、菊花、栀子、苦瓜等，通过中医的导引锻炼，也可以达到解暑清凉的目的。

第一步坐腕起手：身体直立，双腿分开与肩同宽，双臂自然垂直，然后缓缓平举至胸前，手掌坐腕翘起，目视前方，平稳吐纳呼吸，心中默念10秒，然后缓缓放下。神思恬淡虚无。

第二步屈膝提掌：接上式，屈膝下蹲，同时，两臂由两侧提举于头顶上方，两掌交叉，掌心向下，目视前方。心中默念10秒，然后缓缓放下。

第三步开掌托天：接上式，两腿微微伸展，同时两掌向外翻转，两臂向身体两侧分开，向斜上方托撑，如同托举重物，但无须用力。依然保持10秒钟的时间。

第四步俯身按掌：接上式，两腿屈膝微下沉，上体以髋为轴，俯身下折。两掌相对相合，经体前向下按于两脚踝内侧。两掌从脚踝内侧向外抚摩至外侧，再由下向上经过大腿外侧，提起至两胯外侧，同时上身直立，回到起始动作。一连做10次。

以上动作，完整地进行一遍为一组，一天可视情况练习2~3组。注意所有的东西都以缓慢进行为主，在运动中避免动之过剧，造成阳气更加活跃。要在锻炼中做到调身、调心、调息三者完美结合，做到形动而心静，动而不乱，和缓而不剧烈，这样才能做到"心静自然凉"。

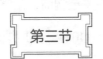

长夏祛湿锻炼法

虽然我们常说一年中有四季"春夏秋冬"，但是在中医中讲究五行对应，因此长夏就作为四季中一个特殊的季节而存在着。也就是说，在中医理论体系中，作为特定名词的"四季"其实具体指春、夏、长夏、秋、冬五个季节。

五个季节各有特性，其中长夏具体在 7~8 月之间，这期间除了暑热，还有一个特点就是雨水特别多，雨水多则容易汇集，加上热气蒸腾，就特别容易形成湿热之邪。

所以在长夏季节，你会明显感觉到身体黏滞、汗出不爽、浑身困乏无力、四肢酸楚沉重，犹如掉进了淤泥之中。所以，长夏以祛湿为主，也就是排除身体内多余的水气，不让其郁而化湿。一般而言，在服用药物治疗的情况下，还可做以下运动减少体内湿气。

1. 多拍手

俗话说"胖人多拍手，瘦人多泡脚"。胖人多湿，所以古人总结出"胖人多拍手"的俗语，证明多拍手是可以起到祛湿作用的。

具体拍手的方式是：十指分开，手掌对手掌，手指对手指，均匀拍击，开始可以轻拍，以后逐渐加重，以自己双手能承受的力度为宜，但不能太轻，否则起不到刺激手掌穴位和反射区的作用，进而达不到祛湿效果。如果觉得拍手时发出的噪声太大而难以接受，也可拍空心掌，但是空心掌的效果会差一些，拍打时间应相对加长。坚持一段时间，就能够将滞留体内的湿气排出体外。

2. 拍打委中穴

委中穴有清热利湿的功效，而且它属于足太阳膀胱经，膀胱经是人体最大的排毒祛湿的通道，有助于湿气排出体外。

拍打委中穴的时候不需要具体定穴，因为它在腘窝里，所以只要拍打腘窝处就行了。具体方法是：以手掌均匀有力地拍打腘窝处，两侧各拍打 100 下，以微微发热为宜。

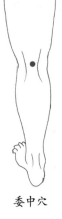

委中穴

3. 多做有氧运动

出汗是人体排泄水液的一种重要途径，人体水液过度，我们就"开闸泄洪"，打开肌肤毛孔，可以进行一些如慢跑、太极、游泳、瑜伽等有氧运动，让身体出汗，这样有助于排出体内的湿气。

此法还可以缓解压力，促进身体器官运行加速，减少体内脂肪沉积，减少发生高血压等疾病的概率。

不过，并不是汗液出得越多，湿排得就越多。"汗为心之液"，为心阳所化，汗液在排出的过程中也会带着身体的阳气，如果出汗太多反而会损伤阳气，所以只需要适当的运动，微微出汗即可。

除了运动祛湿，在生活中也应避免贪食冰凉生冷的食物，这些食材虽然让你一时觉得清爽畅快，但是吃进去刺激脾胃，反而加重了脾胃运化水湿的负担，所以并不提倡。倒是可以多吃点赤小豆、茯苓、山药、党参等食品以清热祛湿，健脾消肿。

第四节

秋季养肺锻炼法

古人有秋日登高的习惯，把豪情与洒脱通过清风寄向白云。但其实它所蕴涵的隐藏效果大家很可能都不知道。

秋季气候特点以干燥为主，这会让肺部呼吸得很不舒服。而登高作为一种锻炼方式，能使肺通气量和肺活量增加，增强呼吸功能。而且随着海拔越来越高，大气中素有"空气维生素"美誉的负氧离子含量越来越多，会让人呼吸起来有一种神清气爽的感觉。

这便是古人登高的隐藏原因，古往今来任何一种习俗都不是无缘无故产生的，正是因为它能达到某种有益的效果（虽然古人并不理解其中缘由），才引起了大家的争相效仿，渐渐演变而成。

秋季在中医五行理论中对应肺脏，肺脏"喜润而恶燥"，而秋季主燥，所以秋季是肺脏的克星，我们一定要好好保护肺脏。锻炼可以起到养肺、润肺的效果，具体包括以下几点内容：

1. 清虚华盖

肺在体腔脏腑中位居最高，并有覆盖和保护诸脏、抵御外邪的作用，因此素有"华盖"之称。清虚华盖的方法是：身体自然站立，双脚分开与肩同宽。两手交替，虚掌拍打对侧胸前中府穴和云门穴，拍打 50~100 次。

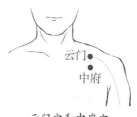

云门穴和中府穴

云门穴位于胸前壁的外上方，两手叉腰立正，锁骨外侧端下缘的三角窝中心即是此穴。然后再往下推一条肋骨处即是中府穴。

云门穴之意，即云气所出之门，暗指肺气由此而出。此穴具有肃降肺气、清肺养肺的作用；中府是手太阴肺经穴名，为肺之募穴，现代常用于治疗气管炎、支气管哮喘、肺炎等，同样可以肃降肺气。

2. 推理肺经

两手交替，用大鱼际自对侧胸前起，沿上肢内侧前缘向下推，一直推到拇指。连续推 20~30 次。

秋季天气干燥，容易燥而化火，而推理肺经可以排掉肺中燥火，防止引起肺燥咳嗽。

3. 金水相生

肺属金，肾属水。肾水可以上济于肺，滋润肺脏。

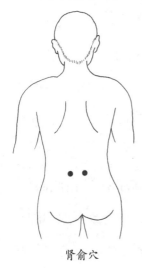

肾俞穴

具体方法为：一手虚掌拍打对侧肋软骨下缘京门穴，同时，另一手背拍打对侧肾俞穴（背部平脐）。做 50~100 次。

京门穴位于侧腰部，第十二肋游离端下方凹陷处。找京门穴的时候，最好用敲打法把它敲出来，用手指骨节敲侧腰那个位置，最敏感处就是该穴。京门穴虽然在胆经上，但它是肾的募穴，肾气很容易在这里会聚。所以拍打此穴可以活跃肾气推动肾水上济于肺。

肾俞穴位于人体腰部，当第二腰椎棘突下，左右二指宽处即是。取穴定位时，通常采用俯卧姿势。拍打此穴的作用和拍打京门穴所起到的作用是一样的。

4. 叩齿吞津

口唇微闭，心神合一，然后使上下牙齿有节奏地互相叩击，铿锵有声，次数不限。刚开始锻炼时，可轻叩20次左右，随着锻炼的不断进展，可逐渐增加叩齿的次数和力度，一般以36次为佳。力度可根据牙齿的健康程度量力而行。

叩击结束，用舌在腔内贴着上下牙床、牙面搅动，用力要柔和自然，先上后下，先内后外，搅动36次，可按摩齿龈，改善局部血液循环，加速牙龈部的营养血供。当感觉有唾液产生时，不要咽下，继续搅动，等唾液渐渐增多后，以舌抵上腭部以聚集唾液，鼓腮用唾液含漱数次，最后分三次徐徐咽下。

唾液古称"金津玉液"，属于人体津液的一种，对肺脏有滋养和濡润的作用，是最为廉价的滋阴保健药。

除此之外，秋季在饮食和起居上都宜戒燥、防燥。《黄帝内经》上记载："秋三月……早卧早起，与鸡俱兴。使志安宁，以缓秋刑。收敛神气，使秋气平，无外其志，使肺气清，此秋气之应，养收之道也。逆之则伤肺，冬为飧泄，奉藏者少。"意思就是说，秋季应该早卧早起，以保持神志的安定宁静，缓和秋季肃杀之气对人体的伤害。收敛自己的心绪，控制自己的感情，以适应秋季的特征。不要使神志外驰，以保持肺气的平和匀整，这便是适应秋令的特点而保养人体、收敛元气的方法，也是古人总结出最为科学的秋季防燥法。

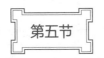

第五节

冬季温阳锻炼法

春季是播种的季节，自然界阳气生发，气候变得温暖，万物开始生长。

夏季是生长的季节，自然界阳气旺盛，气候变得炎热，植物生长茂盛。

长夏是化生的季节，植物在这一时期将从大自然吸收能量，然后转化成果实。

秋季是收获的季节，自然界的阳气开始收敛，气候变得凉爽，植物的果实成熟。

冬天是封藏的季节，自然界的阳气潜藏，气候变得寒冷，万物的能量必须深藏起来，防止散失。比如很多动物，一到冬天就进入冬眠状态，为来年春天苏醒储备能量。

人的生命其实也是一个生、长、化、收、藏循环往复的过程。我们虽然不会像动物那样去冬眠，但是在以前，每过立冬，各家各户就开始准备过冬的食材，这其实也是一种"封藏"的手段。

冬季对应肾脏，对于人体来讲，冬季藏的其实就是"肾阳"。中医理论认为，养肾是重中之重，而养肾的关键是温补肾阳。我们为什么在冬季的时候多吃羊肉之类的食品，其目的就是为了使阳气得到蓄积补充，到春季的时候有充足的阳气供给生命生发。

中医讲，"动为阳，静为阴"，通过锻炼也可以为身体蓄积阳气。这里有一套冬季温阳的锻炼方法，推荐给大家。

1. 预备式

身体直立，自然放松，两足分立同肩宽，足尖向前，嘴微闭，齿微扣，舌轻抵上腭，目视前方，自然吐纳，静养2分钟。在这个过程中，舌轻抵上腭的时候，口腔会分泌唾液，不要立即咽下，等汇聚到最后含漱三下，然后再徐徐咽下。

2. 采气连三田

两手由体侧缓缓移至腹前，肚脐下四横指的位置，掌指相对，掌心向上，随后徐徐抬起双臂，直至双掌置于眉前一拳处，随势用鼻轻、缓、匀、长吸气，腹部随之轻轻鼓起。双掌内旋180°，掌心向下，再缓缓下降至起初的腹部位置，肚脐下四横指处，随势做轻、缓、匀、长呼气，腹部随之轻缓内收。反复习练，做24次。

3. 推丹气通关

双手由体侧移至脐下四横指处，掌心向内，距离腹部一拳，掌指向上，随后徐徐上举平肩，置于肩前两拳处，随势吸气。双掌外旋180°，掌心向外，掌指向上，轻缓向前平推掌，随势呼气。双掌内旋180°，掌心向内，掌指向上，轻缓屈臂平收，掌置于肩前两拳处，随势吸气，再向前平推掌，呼气。默念至第24息吸气，平收掌后，双掌自然下降置于体侧，随势呼气。

4. 托天理三焦

双手由体侧移至脐下四横指处，掌心向内，掌指向上，徐徐上举过头后双掌外旋180°，掌心向上，头微后仰，目视双掌，随势吸气。双掌外旋180°后轻缓向体侧画弧，置于体侧，随势呼气。吸上呼下，反复练习。做24次。

5. 浮沉益脾胃

双掌外旋90°，掌心向前，小臂从体侧徐徐上浮，随之屈肘，双掌向胸膻中穴（胸口正中，两乳连线中点位置即为膻中穴）前一拳处画弧，掌指相对，掌心向下，随势吸气。双掌轻缓下沉至脐下四横指处后，移归体侧，随势呼气。做24次。

6. 收功

双目轻闭，自然吐纳，静养2分钟后缓缓咽下津液，然后轻睁双目，缓行百步，原地踏步即可。

冬季自然界阴盛阳衰，通过锻炼的方式可以振奋身体的阳气，而且将多余的阳气封藏在肾脏内，进而帮助我们暖和地度过寒冬。